COLLECTION FOLIO

Harry Crews

Body

Traduit de l'anglais
par Philippe Rouard

Gallimard

Titre original :

BODY

Harry Crews est né aux États-Unis, en Géorgie, en 1935. Fils de fermiers très pauvres, il perd son père à l'âge de deux ans et est élevé par sa mère et son oncle.

Il s'engage dans les Marines et suit des cours à l'université de Floride. Puis il décide de voir du pays et enfourche sa moto pour faire un tour à l'ouest. Après de nombreuses aventures, il revient dans l'Est, se marie et commence à écrire. Son premier roman, *Le chanteur de gospel*, paraît en 1968. Il sera suivi de nombreux autres dont *Car* en 1972 et *Body* en 1980.

Harry Crews enseigne actuellement en Floride.

Harry Crews est né [illegible] en 1935 [illegible] [illegible] à l'âge de [illegible] est élevé par sa mère [illegible].

Il s'engage dans les Marines [illegible] à l'Université de Floride, puis il décide de vivre de [illegible] pour écrire [illegible]. [illegible] Son premier roman [illegible] en 1968. [illegible] en 1972 et Body en 1990.

Harry Crews [illegible].

Ce livre est dédié à mon fils
Byron Jason Crews

NOTE DE L'AUTEUR

Ceci est une œuvre de fiction. Ce qui est raconté ici n'est jamais arrivé que dans les pages de ce livre. Mes amis du monde du bodybuilding remarqueront que je me suis inspiré des compétitions d'amateurs et de professionnels, mais pour en mélanger les éléments et en tirer quelque chose qui n'existe pas et n'a jamais existé. Autrement dit, ce n'est pas la fiction qui a servi le bodybuilding mais celui-ci qui a servi celle-là. Aussi, toute ressemblance avec des personnes vivantes ou disparues est-elle purement fortuite et involontaire.

Marcher sur le fil du rasoir, c'est vivre.
Le reste n'est qu'attente.

KARL WALLENDA,
dans une conversation,
quelques semaines avant de mourir
en 1978.

CHAPITRE 1

Elle s'appelait Shereel Dupont, ce qui n'était pas son vrai nom. Trois mois qu'elle n'avait pas eu ses règles, mais elle n'était pas enceinte. Non, c'était mieux et pire que ça. C'était la faute au bodybuilding et à un régime à base de complexes vitaminés, de protéines en poudre et de limande bouillie sans beurre ni sel, la faute surtout à Russell Morgan, appelé Russell Muscle ; dans son dos, jamais en face. C'était lui qui l'avait découverte, entraînée, rebaptisée, avait tout changé en elle, même sa façon de parler, la forçant à perdre son accent de Géorgie, la modelant en une forme ultime qu'il était seul à pouvoir discerner. L'homme causait peu, mais il lui avait toujours bien fait comprendre qu'il était le seul à juger, le seul à savoir.

Dans la salle d'entraînement, après une troisième série de développés-couchés avec une barre chargée à soixante-huit kilos (elle concourait dans la catégorie des poids moyens, à cinquante-six kilos), ses pectoraux, longs et fins comme ceux d'une nageuse mais aussi finement dessinés que s'ils avaient été ciselés au burin — ses muscles pectoraux sous des seins pas plus gros que des œufs au plat —, brûlaient comme du feu. Mais ça ne suffisait quand même pas à Russell. Ça ne suffisait jamais.

— Encore une série, dit-il.

— Merde, ça brûle.

Il la regarda. Elle haletait, et son halètement se mêlait à ceux des autres bodybuilders et aux claquements métalliques des disques de fonte dans l'air étouffant, poussiéreux et la lumière crue des néons. Il la regarda, impavide, pendant une moitié de minute.

— Je te dirai quand ça brûle.

— Ça fait mal, Russell.

— Je te dirai quand ça fait mal.

Et elle s'allongerait de nouveau sous la barre chargée, pour une nouvelle série et tout ce qui serait encore exigé d'elle, sachant que samedi soir, après la compétition, elle pourrait enfin souffler. Elle prendrait davantage d'hydrates de carbone et de calories. Un peu de graisse se reformerait, ses règles reviendraient ; étrangement, elles lui manquaient.

Elle se leva du lit sur lequel elle s'était étendue et, s'efforçant de repousser les cris et les rires qui montaient de la piscine de l'hôtel, alla nue devant le miroir. Elle avait du mal à y croire elle-même. Elle se tourna légèrement et s'étonna une fois de plus de cette extraordinaire configuration de muscles gainant sa fine ossature.

C'était seulement quand elle était parmi d'autres championnes — comme celles qui, en bas, à la piscine, attendaient la compétition du lendemain — c'était seulement alors qu'elle pouvait croire à ce qu'elle était devenue. Il n'y avait pas une seule femme à la salle où elle s'entraînait (l'Empire des Douleurs, comme l'appelait Russell) et pas une seule dans la ville où elle habitait, qui aurait pu lui faire prendre réellement conscience de ce qu'elle avait fait de son corps.

Non, c'était seulement parmi toutes ces mystérieuses venues de cités lointaines, quand elle se tenait nue devant un public enthousiaste, qu'elle se savait une femme différente, différente dans son sang, sa chair, sa sueur et ses larmes.

Une clé cliqueta dans la serrure. Entra Russell Morgan : un mètre quatre-vingt-dix, cent dix kilos, retiré des compétitions à l'âge de quarante-cinq ans mais encore capable, avec ses quatre-vingt-quatre centimètres de tour de taille et son mètre trente de tour d'épaules-dos, de déboussoler quelques cervelles au passage et de planter plus d'un automobiliste dans le décor.

Moulé dans un maillot de bain, il n'avait pas un seul poil sur le corps. Il utilisait Épilnet, pour mieux faire ressortir le dessin des muscles, les mollets saillants, taillés comme des diamants, les pectoraux comme les plaques d'airain d'une cuirasse.

Quand, à quarante ans, il avait commencé à perdre ses cheveux, il s'était rasé le crâne et l'avait gardé rasé. Tout ou rien, tel était Russell Morgan. Exigeant de soi la même discipline que celle qu'il imposait à ceux qu'il entraînait.

Immobile sur le seuil, un pèse-personne dans sa main droite, il regardait Shereel, nue devant le miroir.

— Je te trouve épaisse, dit-il.

— Russell, j'ai besoin de boire.

Il consulta sa montre.

— Dans deux heures, tu peux avoir un verre d'eau ou quatre glaçons à sucer, au choix. Je suis un homme raisonnable.

Il ferma la porte derrière lui, alla vers elle, posa la balance par terre.

— J'ai la gorge tellement sèche que j'peux même pas cracher, dit-elle.

— T'as pas besoin de cracher, t'as besoin de t'assécher encore. Sèche, sèche, sèche. Déshydratée. À cinquante-six kilos, tu gagnes. Et tu seras à cinquante-six pile. Monte là-dessus.

— Allez, Russell...

Mais elle obéit.

Il se pencha, suivit le balancement de l'aiguille. Il ne bougeait pas, les yeux sur la balance. Elle vit la contracture des épaules et des tendons sur sa nuque épaisse, et elle sut.

D'une voix plate, effrayante de douceur, il dit :

— Jésus, Marie, Joseph ! Cinquante-six cinq cents. On est à quarante-huit heures de la compétition et tu as une saleté de livre en trop.

— J'y arriverai pas, Russell.

— Tu feras le poids, je te le promets. Je suis là pour ça.

Il alla couper la ventilation de l'air conditionné, monta la chaleur au maximum. Quand il revint vers elle, il enleva son maillot de bain.

— Seigneur, Russell.

— Tu dois perdre ta livre.

Elle était passablement stupéfaite. Ça n'était encore jamais arrivé. Il l'avait déjà vue nue. Il fallait qu'il vérifie la symétrie des abdominaux, l'attache des abducteurs. Mais ça, jamais. Russell nu, c'était nouveau. La bouffée de chaleur qui lui monta au visage sentait l'incendie.

— Je pourrais aller au sauna, dit-elle. Faire quelques longueurs de piscine.

— Ouais, mais les autres te verraient, non ? Et je veux qu'elles se chient dessus quand tu enlèveras ton peignoir pour l'échauffement avant la compète. Psychologique, petite fille, psychologique.

Russell ne laissait jamais personne voir la femme qu'il engageait avant l'échauffement en coulisses qui précédait le posing. Il avait agi ainsi lui-même du temps où il concourait et il continuait avec celles qu'il entraînait. Il y voyait un avantage d'ordre psychique.

Il se rapprocha d'elle et prit son visage entre ses mains, des mains si grandes que, prise dans leur étau, la tête de Shereel ne semblait pas plus grosse qu'un pamplemousse.

La chaleur s'élevait dans la chambre, et Shereel, le crâne enserré entre les paluches de Russell, trouva plus bruyant le brouhaha montant de la piscine.

— Prends ça comme un exercice, dit-il en la berçant doucement. C'est ce que disait un ami, Duffy Deeter, et j'ai fini par le croire. Baiser est un exercice comme un autre.

— Russell, je...

Il la secoua, pas fort, mais pas gentiment non plus.

— Dis rien. Écoute. Il faut que tu y mettes du cœur. Tout ton cœur. Tu la veux cette eau, non ? Tu veux un bon glaçon à sucer ? Eh bien, à toi de le mériter. Pas d'effort, pas de glaçon.

Et là, dans la chambre surchauffée de l'hôtel Blue Flamingo, au cœur de Miami, débuta une danse étrange, toute tendue vers un verre d'eau, un corps à corps violent qui résonnait comme un tocsin dans la tête de Shereel. Russell la maniait aussi aisément que si elle avait été une enfant, l'exhortant sans cesse :

— Bouge, nom de Dieu ! Bouge !

Mais elle avait beau essayer, elle ne pouvait chasser de ses pensées son papa et sa maman, son frère et sa sœur, et son ancien fiancé — qui était peut-être toujours son fiancé — qui arrivaient par la route de Géorgie pour assister au show du week-end. Ils ne l'avaient jamais vue concourir, ne comprenaient rien à la chose, mais ils avaient vu les photos qu'elle leur avait envoyées d'elle dans d'autres compétitions, et ils étaient curieux et ils l'aimaient.

Peu à peu cependant, les bruits de la piscine prirent dans sa tête la transparence d'un verre d'eau fraîche, qui balaya les images de sa famille et de ce qu'elle était en train de faire sur le lit, dont le sommier avait déjà cédé sous les coups de boutoir de Russell. Il ruisselait quand elle perdit soudain les pédales et montra les premiers signes de sueur.

Ils brisèrent presque tout le mobilier aux cris de Russell : « T'es la meilleure ! Bouge ! Sèche ! Sèche ! »

Parce que son hydratation avait été si attentivement contrôlée, elle n'aurait jamais pensé qu'elle pût suer comme elle suait, mais quand, à la fin, ils se retrouvèrent par terre parmi les débris de la table basse, elle était plus mouillée que Russell. Et c'est lui qui avait abandonné le premier, cherchant son souffle. Le sang sourdait des griffures qui lui zébraient le dos et les cuisses. Ses épaules massives portaient d'autres traces de coups qui prendraient une vilaine enflure. Mais Shereel n'était absolument pas touchée et sa peau était aussi lisse que jamais. Parce qu'en dépit des torsions et des contorsions de leur effrénée fornication, Russell avait jalousement veillé à ne pas laisser la moindre trace sur ce corps et cette chair qu'il avait amenés ici pour conquérir le monde.

— Assez, dit-il dans un halètement rauque. On est arrivés où on voulait.

C'était vrai. Quand elle remonta sur la balance, elle était descendue à cinquante-cinq kilos et demi. Ce ne fut qu'en voyant s'afficher le poids qu'elle réalisa que durant tout le temps qu'il l'avait maniée comme un pantin et retournée dans tous les sens, il ne l'avait pas une seule fois embrassée. Non qu'elle en eût envie. Mais elle n'avait jamais été baisée sans qu'on l'embrasse. (Son frère, pour la taquiner : « T'sais pourquoi on embrasse pas une vache quand on l'enfile ? Trop d'chemin à faire. Ha-ha-ha ! »)

— Tu as droit à cinq onces d'eau.

Elle se tourna vers lui, le visage dur, la bouche féroce.

— File m'en que deux, putain ! Et laisse le chauffage.

— Très bien, petite fille. Tu prends enfin le taureau par les cornes.

Ce fut à ce moment-là qu'il l'embrassa, un long baiser qu'elle permit mais ne retourna pas, ce dont il ne se rendit pas compte.

CHAPITRE 2

Ils se reposaient dans des chaises longues au bord de la piscine, Russell en maillot, Shereel enveloppée dans un peignoir en tissu-éponge qui ne laissait découverts que ses petits pieds dorés. Un chapeau de paille et des lunettes de soleil lui dissimulaient le visage.

Tout autour d'eux, les autres transats étaient occupés par des hommes énormément musclés, leurs corps glabres sillonnés de veines, et par des femmes minces, la peau diaphane, une langueur étudiée dans les gestes, des parois abdominales bosselées de muscles tellement saillants qu'ils en devenaient irréels, l'œuvre folle d'un sculpteur fou.

Chacun paraissait incarner un spécimen parfait de son espèce, les dents étonnamment blanches, la chevelure luxuriante, les yeux clairs brillant d'une espèce de confiance béate, comme si le monde ne mourrait jamais, ne pourrait jamais mourir. L'âge et la mort semblaient ici vaincus. Ils s'ignoraient attentivement les uns les autres, tandis qu'ils allaient et venaient, exhibant l'œuvre de leur vie : leur corps et ses muscles. Leurs peaux étaient le périmètre de leurs mondes, des mondes qu'ils habitaient avec une joie, un contentement et une fierté manifestes.

— Et la chambre ? demanda Shereel sans tourner la tête.

— Quoi, la chambre ?

— Tu as démoli tous les meubles.

— Rien à foutre. On a un concours devant nous. Je m'occuperai de la casse quand le moment sera venu.

Il la regarda, les yeux étrécis par le soleil, et ajouta :

— J'admire ta discipline avec l'eau.

Elle ne répondit pas.

— Je t'ai toujours admirée.

Elle le regarda d'un air vaguement étonné. Il ne lui avait encore jamais dit ça, et il lut sur son visage ce qu'elle pensait.

— Tu l'as toujours su, ajouta-t-il.

— C'est plutôt difficile de savoir que quelqu'un t'admire, quand on n'arrête pas de se faire engueuler.

— C'était nécessaire, de gueuler. Comme tout le reste.

Elle feignit un bâillement et rabattit un peu plus son chapeau sur les yeux.

— Contente-toi de maintenir le cap, dit-il. On est au bout du chemin.

— Ouais, au bout du chemin.

Il se tourna vers elle et posa sa main sur son épaule.

— Garde bien à l'esprit où nous sommes. Tout en haut de la pyramide. Les meilleurs sont ici. Bats-les et tu n'auras plus personne à battre. Les engagements t'arriveront si nombreux qu'il te faudra quelqu'un pour les compter. La salle poussera comme une fleur. Il tombera du fric comme s'il en pleuvait.

Il considéra ses grandes mains puissantes au dessin parfait.

— Ne rêve pas trop, Russell.

— C'est rien que la vérité.

Elle allait répliquer quand un Noir, qui devait peser cent trente kilos et était plus grand que Russell, s'avança vers eux. Il portait un T-shirt large comme une voile par-dessus son maillot de bain. Sur le devant, s'étalait en grandes lettres noires :

GYMNASE BLACK MAGIC
DETROIT, MICHIGAN
VILLE NATALE DE LA CHAMPIONNE
MARVELLA WASHINGTON

Shereel le connaissait. Il avait eu son heure de gloire en son temps.

— Quoi de neuf, Russell ?

Il exhiba deux rangées de dents éblouissantes.

— Tu vas me le dire, Mur.

Shereel avait vu des photos de lui dans de vieux magazines de culturisme, à l'époque où il éclipsait tout le monde sur l'estrade. Wallace le Mur, on l'avait surnommé.

— Appelle-moi, Wallace, maintenant. Le Mur est tombé.

Russell eut un sourire.

— Ouais, j'vois bien.

— Surveille ta langue, blanc-bec, dit Wallace.

Mais c'était dit d'un ton badin et plaisant.

— Commence pas à faire ta tête de nègre, Mur.

— J'ai pas fait le chemin depuis Detroit pour faire ma tête de nègre, Russell Muscle.

— Tu sais que j'aime pas qu'on m'appelle comme ça.

— Je sais.

— Mais dis-moi, alors, qu'est-ce tu branles ici ?

— T'es pas au jus, mec ? On concourt pour le titre de Monsieur et Miss Cosmos, ici.

Il se tut un instant pour regarder de l'autre côté de la piscine, où une jeune black, tressée de muscles d'ébène, et un jeune Blanc noueux travaillaient en chœur leur posing.

— Rien à branler de Monsieur Cosmos, reprit-il. C'est avec Miss Cosmos que je suis venu. Merde, j'ai pas les crocs, je me contente de Miss Cosmos et elle a fait tout le chemin avec moi depuis la grande ville.

— Ouais, c'est sûr, Mur, dit Russell, confiant. Sûr.

Et, confiant, il l'était.

Wallace roula de grands yeux et soupira. Puis, se tournant vers Shereel :

— Content de vous voir, mademoiselle Dupont... même si j'vois pas grand-chose.

— Moi aussi, je suis contente de vous voir, Wallace, dit-elle dans l'ombre de son chapeau.

— Son bronzage est parfait. Tout comme elle. La classe à l'état pur, Mur.

Wallace l'ignora.

— Vous m'avez fait une vive impression à Los Angeles, dit-il à Shereel.

— Elle est ici pour gagner, dit Russell.

Wallace se détourna de Shereel et regarda Russell.

— Tu présentes quelqu'un chez les hommes ?

— On est ici pour un seul titre, tout comme toi. Miss Cosmos. Shereel ne voulait rien d'autre. Elle est intouchable. Si j'étais à ta place, je ferais ma valise et je me tirerais, ça t'éviterait bien des frais et des soucis.

— C'est toujours un plaisir de parler avec un gentleman, Russell Muscle.

Puis, juste avant de tourner les talons, il dit à Shereel :

— Ah, mademoiselle Dupont, Marvella vous cherche, et je suis sûr qu'elle vous trouvera avant que tout soit terminé. Jetez donc un coup d'œil de temps en temps derrière vous.

— Trou du cul, dit Russell quand Wallace eut disparu.

— C'est pas un mauvais type.

Russell lui jeta un regard noir, se racla la gorge et grogna :

— Y a rien que des trous du cul, ici. Des tueurs d'enfants ! Des pédés enculeurs de pères ! Ne l'oublie jamais ! Et c'est cette bande de sacs à merde qu'on a contre nous, siffla-t-il. Je veux voir la haine bouillonner en toi. La haine, putain de Dieu.

— Russell, dit calmement Shereel, tu es fou.

— Je te montrerai ce qu'est la folie avant que tout ça soit fini. Je te montrerai.

Soudain, une voix annonça au haut-parleur de la piscine :

— Mlle Dorothy Turnipseed est priée d'appeler la réception pour y prendre un message.

Shereel releva brusquement la tête.

— Bouge pas. Bouge pas d'un poil.

— Ce doit être ma famille. Ça ne peut être personne d'autre.

— Ils savent donc pas que ton nom n'est plus Turnipseed mais Shereel Dupont ?

— Ils savent que c'est mon nom de scène.

— Ton nom de scène, répéta-t-il, approbateur.

— C'était le nom qu'il y avait sur les photos que je leur ai envoyées. Il fallait bien que je leur explique. Ils n'auraient jamais compris qu'on puisse changer son propre nom.

Russell avait oublié que la famille de Shereel débarquait en supporters.

— Bon dieu de merde, dit-il, si jamais ce machin s'ébruitait, ce serait la fin de tout. Qui pourrait jamais devenir Miss Cosmos, affublée d'un nom pareil [1] ?

— Reste ici, dit-il. Je m'en occupe.

Il se leva nonchalamment et gagna le téléphone, à côté de la piscine. Shereel le suivit des yeux et il lui vint à l'esprit que, si elle était assise au bord de la piscine du Blue Flamingo, elle le devait à son nom potager.

Elle était entrée à l'Empire des Douleurs en réponse à une offre d'emploi de secrétaire de bureau dans une salle de musculation. Elle ne savait pas ce qu'était une salle de musculation, mais elle avait suivi un cours de secrétariat pour « Femmes aux aspirations commerciales », à Waycross, en Géorgie. Elle comprit le sens du mot « aspirations » au bout d'une semaine, mais elle n'en poursuivit pas moins et, une fois son diplôme en poche, quitta la maison familiale et s'en fut chercher du travail à Jacksonville, en Floride. Elle ne savait pas exactement pourquoi elle partait, mais elle savait depuis qu'elle était petite qu'elle ne voulait pas passer sa vie à Waycross et n'être qu'une Turnipseed de plus dans un bled perdu de Géorgie.

Ce fut ainsi qu'un jour, elle se rendit à la salle tenue par Russell Morgan et tendit à ce dernier son CV d'une page. Elles avaient passé un fichu bout de temps à concocter ces fameux curriculum vitae à la FAC, ainsi qu'elles appelaient leur école des Femmes

1. Turnipseed : graine de navet *(Toutes les notes sont du traducteur).*

aux aspirations commerciales, et Shereel était fière du sien.

Russell était occupé à surveiller les squats d'un type court sur pattes, peinant sous une barre tellement chargée qu'elle ployait à chaque fois qu'il fléchissait sur ses jambes musculeuses. Les grognements et gémissements que poussait le courtaud faisaient peur à Shereel, mais elle était presque à sec et avait un besoin urgent de trouver un emploi.

Russell jeta un regard mauvais au papier qu'elle lui tendait et cria au bodybuilder :

— Mais pousse-moi sur ces jambes, putain de mauviette !

Puis, sans la regarder :

— Je crois que j'ai déjà trouvé la fille qu'il me faut. Au revoir.

— Mais vous n'avez même pas examiné mon CV.

Russell cria encore après l'autre ahanant sous sa barre et il allait crier encore quand il se retint, les yeux rivés sur le CV.

— Turnipseed ? Dorothy... Turnipseed ?

— Oui.

Elle regardait l'homme, accroupi, les yeux exorbités, le cou enflé à éclater, et elle pensa qu'il allait peut-être mourir ainsi, assis sur les talons, vaincu par la charge.

— C'est votre nom ? demanda Russell.

— Il y a beaucoup de Turnipseed en Géorgie.

Courtes-Pattes, laissant choir la charge derrière lui, s'effondra lui-même à la renverse et ne bougea plus. Russell, apparemment indifférent à ce qui passait dans son dos, considéra avec attention Shereel.

— Vous savez compter ?

La question la fit rougir de colère mais elle avait besoin de travail.

— Oui, répondit-elle.

— Vous connaissez l'alphabet ?

— Vous voulez que je vous le dise ?

— Je veux que vous répondiez à mes questions, que vous fassiez ce que je vous demande et, en dehors de ça, que vous la fermiez. Je suis le seul ici à pouvoir plaisanter, et je ne plaisante jamais.

Puis, pour des raisons qu'il ne lui donna pas, il l'engagea sur-le-champ. Quand elle sortit de la salle, Courtes-Pattes était toujours à terre. On aurait pu le croire mort si son pied droit n'avait été agité de soubresauts.

Mais le lendemain, quand elle arriva au travail, le même homme souffrait sous la même barre chargée des mêmes poids, et Russell continuait de lui gueuler après.

Elle se mit au travail dans le minuscule bureau, presque sans air, et elle fit de son mieux, répondant au téléphone et au courrier de Russell — le plus souvent sollicité pour tenir un séminaire dans quelque autre salle ou pour jouer les guest-stars dans une compétition à l'autre bout du pays. Elle mit de l'ordre dans le fichier des adhérents qui n'avaient pas payé leur cotisation ou avaient cessé de venir.

Russell lui adressa à peine la parole pendant cette première semaine. Elle était fascinée par les femmes — minces et belles — qui suaient et s'éreintaient de concert avec les hommes. Mais elle n'aurait jamais songé à s'y coller elle-même si Russell, passant la tête dans le bureau, ne lui avait pas simplement demandé d'apporter un body le lendemain pour faire un peu de mise en forme. Comme elle désirait garder son emploi, elle revint le jour suivant avec un body bleu pâle, qui la serrait au point qu'elle avait l'impression d'être nue en sortant du vestiaire des femmes. Russell vint se planter devant elle et elle ne sut quoi dire pendant qu'il l'examinait. Car c'était cela : un examen. Il la prit par l'épaule et la fit se tourner. Il tâta l'alignement des vertèbres, regarda longuement ses bras, ses jambes, son bassin. Cela ne prit que deux ou trois minutes, mais elle eut l'impression que cela durait une heure et elle rougit pendant tout ce temps-là, rougissement qui parut être la seule chose que Russell ne remarqua pas.

— C'est bien ce que je pensais, dit-il. Je l'ai su quand je vous ai vue. Vous avez des os remarquables.

— Des os ?

— Oui, des os.

Chez elle, les garçons l'auraient félicitée pour ses fesses, ses hanches ou ses seins, et c'était bien la première fois que quelqu'un mentionnait ses os.

— Vous avez un patrimoine génétique exceptionnel.

Elle n'avait pas la plus infime notion de ce qu'était un patrimoine génétique. Ça n'avait pas été au programme de la FAC.

— Vous pouvez faire n'importe quoi avec n'importe quoi en musculation. Mais on ne peut pas toucher aux os. On ne rectifie pas une ossature. On a de bons os ou on n'en a pas. Et vous, vous en avez de superbes. Des os comme les vôtres, on n'en voit que tous les dix ans. Voulez-vous devenir une championne ?

— Une championne de quoi ?

— Arrêtez avec vos questions. J'engagerai une autre fille pour le secrétariat. Demain, vous commencez l'entraînement. Vous allez vivre, manger, dormir, et rêver d'être la meilleure. Globalement, vous avez tout faux mais vous avez l'essentiel : la structure. Je m'occuperai du reste. Je m'occuperai de tout.

Et il l'avait fait. Il avait fait d'elle quelqu'un, lui avait fait entendre les tonnerres d'applaudissements, lui avait fait connaître l'amour du public. Il lui avait donné un but, une cause dans la vie, un goût de l'ambition qu'elle n'aurait jamais soupçonné en elle. Et, pour cela, elle avait fait tout ce qu'il lui avait demandé. Et avec plaisir, même quand il s'était agi de changer son nom. En fait, il l'avait baptisée Sheree Dupont, mais à sa première compétition (qu'elle avait remportée), une erreur dans le programme avait ajouté un « l » à son prénom et c'est ainsi qu'elle était restée Shereel Dupont.

Russell revint d'un pas rageur, le visage congestionné, le front fendu d'une veine grosse comme un crayon. Il se laissa choir sur la chaise longue à côté d'elle. À sa respiration haletante, on aurait pu penser qu'il venait de courir le trois mille mètres.

D'une certaine manière, cela ne déplut pas à Shereel.

— Je croyais que tu allais te transformer en merde et que les petits cochons allaient te bouffer, dit-elle.

— L'humour de Géorgie pousse décidément dans le fumier.

— Quelle mouche t'a piqué ?

— Il y a toute une bande de Turnipseed à la réception.

— Qu'est-ce qu'ils ont dit ?

— J'ai parlé à un seul d'entre eux. Une espèce d'enfoiré qui ne voulait rien entendre. Je lui ai dit de signer le registre et de monter dans les chambres. J'ai même pas pu savoir avec qui il était mais on aurait dit qu'il avait amené la moitié du comté, ils jacassaient tous en même temps, un vrai zoo.

— Tu lui as dit où j'étais ?

— J'ai dit que t'étais sortie.

— Sortie ?

— Texto.

— Qu'est-ce qu'il a dit ?

— Il m'a dit d'aller me faire foutre. Il a ajouté que t'étais peut-être sortie mais que lui, il était arrivé et qu'il avait pas fait toute cette putain de route pour rester assis dans une putain de chambre d'hôtel.

— C'était p'pa.

— Ah, je comprends mieux, maintenant. Tu sais ce que ce vieux bâtard m'a dit qu'ils allaient faire ?

— Parle pas comme ça de p'pa, Russell.

— Que tous les Turnipseed allaient descendre à la piscine. Pour se baquer, il a précisé. Il m'a fallu un moment pour comprendre ce qu'il voulait dire.

— C'est comme ça qu'on dit à Waycross.

— On n'est pas à Waycross.

— Peut-être. Mais, à ta place, je surveillerais mon langage en parlant à p'pa. Il a déjà tué deux hommes.

Russell grogna.

— Ils sont bien capables de tout foutre en l'air. Viens, tirons-nous d'ici avant qu'ils débarquent devant tout le monde.

Il lui prit la main et l'arracha de la chaise longue.

CHAPITRE 3

Alphonse Turnipseed — appelé Fonse par tout le monde sauf sa femme —, encostardé d'un deux-pièces vert de confection serré aux entournures, se tenait derrière son fils Moteur qui, les avant-bras étalés sur le comptoir de la réception — remplissait sa fiche d'hôtel d'une écriture laborieuse en portant de temps à autre la pointe Bic au bout de sa langue.

Moteur avait un costume jumeau de celui de son père — vert comprimant —, dangereusement tendu à l'entrecuisse et trop court des jambes. Juste avant leur départ pour le Sud, le magasin de confection J. C. Penney, à Waycross, avait affiché : SOLDES AVANT LIQUIDATION. Parmi les bonnes affaires, il y en avait une qui avait retenu leur attention : COSTUMES D'HOMME 99 $ — LES DEUX COSTUMES POUR 110, 95 $.

Les deux hommes étaient restés longtemps plantés devant la vitrine, alternativement s'arrangeant les valseuses de leurs grandes pognes rougies ou extrayant la cire de leurs oreilles avec des allumettes de cuisine, avant que Moteur ne fît remarquer : « Hé, p'pa, y en a un d'nous qui peut s'payer un costume pour dix dollars et quatre-vingt-quinze cents. »

Alphonse avait coulé un long regard sans expression vers Moteur en expédiant de fines giclées de chique sur le macadam, puis il avait rectifié : « Onze dollars et quatre-vingt-quinze cents. »

Puis, en franchissant la porte du magasin, pardessus son épaule : « Plus les taxes. »

— T'as bientôt fini, Moteur ? demanda Turner, le plus jeune fils d'Alphonse, qui avait hérité du nom de jeune fille de sa mère.

— Ouais, j'ai bientôt fini, mais ces p'tites cases qu'y faut remplir, y sont trop p'tites, répondit Moteur, portant de nouveau la bille du stylo à sa langue.

— Vont nous prendre notre fric, Moteur. À ta place, j'me ferais pas trop chier pour écrire.

Celui qui venait de parler s'appelait Harry Barnes, dit Tête de Clou ou seulement Clou et, des fois, Tête. Il était le fiancé de Dorothy. Il était revenu de la guerre du Viêt-nam avec un paquet de décorations et un regard encore plus frappé qu'il ne l'avait déjà avant de partir.

Clou n'avait pas beaucoup de patience. Turner et lui portaient un même costume marron provenant des soldes de J. C. Penney. C'était Earnestine, l'épouse d'Alphonse, qui avait eu l'idée de jumeler leurs habits. Elle et sa fille, Earline, portaient des ROBES DÉMARQUÉES DE J.C. PENNEY — jupes et chemisiers en satin rouge avec d'énormes nœuds plissés dans le dos. Elles avaient passé une semaine à les retailler pour les adapter à leurs anatomies, car elles étaient, comme le disait toujours Earnestine, des « femmes naturellement fortes ».

Earnestine maintenait que c'était une bonne idée de porter leurs vêtements par paires car, ainsi, ils ne pourraient se perdre les uns les autres parmi la foule en délire de Miami.

— J'sais de quoi j'cause, disait-elle. Ces touristes sont dingues au point de dévorer leurs propres petits.

Elle se tenait à côté de sa fille, partageant avec elle un sac de couennes de porc frites, et toutes deux ruminaient patiemment en se balançant d'une jambe sur l'autre, ce qui provoquait des ondulations de satin rouge sur leurs hanches massives.

Moteur releva la tête, se pourlécha d'une langue bleuie d'encre et reposa bruyamment le stylo sur le comptoir de marbre.

— V'là, j'l'ai faite.

Derrière le comptoir, le réceptionniste, mince, récuré, coiffé, manucuré, tourna lentement la fiche vers lui d'un long doigt bronzé à l'ongle poli comme un miroir et y laissa choir un regard que noyait la stupeur. Car stupéfait, il l'était depuis que la bande avait surgi devant lui. Il n'en croyait pas ses yeux et il lui avait fallu se faire violence pour ne pas les fixer d'un regard trop indiscret. Il avait eu la même réaction à la vue des bodybuilders qui avaient défilé à la réception deux jours plus tôt. Impossible d'y croire, à ceux-là non plus, mais il avait vite découvert que les regards, même appuyés jusqu'à l'inconvenance, n'étaient pas pour leur déplaire, aux musculeux et musculeuses. Au contraire, ils aimaient ça et même en redemandaient. Apparemment, c'était le but suprême de leur existence.

— Et comment payez-vous, monsieur ? demanda à Alphonse l'impeccable jeune homme qui répondait au nom de Julian Lipschitz.

— Qu'est-c'qu'y dit ? demanda Alphonse.

— Il veut savoir comment tu vas payer, hurla Turner à l'oreille gauche de son père, la bonne, la droite ne fonctionnant plus qu'à moitié.

Alphonse enleva son feutre noir — les quatre hommes portaient tous des feutres noirs — et le tourna lentement dans ses mains comme s'il y cherchait une réponse. Il sortit un paquet de Camel sans filtre et en alluma une avec une allumette qu'il fit craquer de l'ongle jauni de son pouce. Il laissa la sèche pendre à ses lèvres, plissant ses yeux grisaille à travers la fumée.

Julian se fit un devoir de chasser la fumée de sa main. Il détestait les gens qui fumaient, ne vivant lui-même que de jogging et de yaourts naturels. Jogging et yaourts lui procuraient un sentiment de spiritualité. Pour cette raison, entre autres, il éprouvait à l'égard des bodybuilders une affinité spontanée. Il avait suivi un cours de philosophie au collège de Miami-Dade, quand il étudiait la gestion hôtelière, et l'expression « affinité spontanée » lui était venue... spontanément. Mais ces gens ! Ces horribles gens dans leurs horribles costumes !

Chassant toujours de la main les deux jets de fumée qui s'échappaient des narines d'Alphonse, Julian reprit :

— Si vous pouviez...

— Attends, dit Clou.

— Quoi ? demanda Julian, cherchant à distinguer à travers les volutes qui avait parlé.

C'était celui qui avait cette lueur folle dans le regard.

— J'te dis d'attendre, dit Clou. Fonse réfléchit.

— Monsieur, j'ai besoin de...

— T'as besoin de fermer ta gueule, dit Clou. Fonse aime pas qu'on lui pose trop de questions.

Alphonse recoiffa son chapeau avec lenteur et grand soin. Puis il lâcha d'une voix si basse que Julian se pencha malgré lui en avant :

— J'pensais utiliser de l'argent.

— Il pensait utiliser de l'argent, répéta Moteur, comme si l'idée d'utiliser de l'argent ne lui était jamais venue à l'esprit.

— Ce sera parfait, monsieur, dit Julian.

Et de penser : Dieu Tout-Puissant, ces gens-là ne sont pas seulement habillés comme des barbares, ne se conduisent pas comme des barbares, ce sont vraiment des barbares. De dangereux et violents barbares.

— Oui, ce sera parfait. Mais il me faudrait aussi une pièce d'identité.

— Une pièce d'identité ? demanda Earline, immobilisant une tranche de couenne à l'entrée de sa bouche.

— Oui, n'importe quelle pièce, dit Julian. Permis de conduire, carte de crédit, n'importe quoi.

Earline se fraya un chemin entre son père et son frère et posa ses énormes seins sur le comptoir.

— Ici, dit-elle à Julian en enfournant la couenne, c'est les États-Unis d'Amérique. Vous devez croire qu'on est ailleurs. On a pas besoin de papiers quand on voyage dans les États-Unis d'Amérique.

Earline connaissait ses droits. Elle avait de l'instruction. Diplômée du collège de Waycross, elle avait passé deux années à étudier les Problèmes de la Vie. Après ça, elle s'était juré que plus un seul ignorant ne lui en remontrerait.

Julian avait une réplique en l'occurrence et il avait attendu — espéré même — l'occasion de la placer. Elle était signée Dexter Friedkin, le directeur, dont

Julian rêvait de prendre la place. Ladite réplique était destinée à se débarrasser d'importuns tels que les ci-présents.

Julian désigna de la main les portes de verre de l'entrée, au-delà desquelles se mouraient une haie maniaquement taillée et deux palmiers, qu'il fallait remplacer à peu près tous les deux mois.

— Là-bas, c'est les États-Unis d'Amérique. Ici, c'est le Blue Flamingo. Et nous exigeons une pièce d'identité.

Fonse, la main en pavillon à la feuille gauche, avait tout entendu ; il regarda d'abord sa fille puis Julian. La Camel collée à la lèvre inférieure, les narines dragonnant la volute, il déporta son regard gris en direction de Clou et hocha imperceptiblement la tête.

— O.K., m'sieur, dit Clou à Alphonse.

Il s'avança, écarta gentiment Moteur du chemin, planta ses coudes sur le comptoir et fixa Julian d'un regard comme le garçon n'en avait encore jamais vu. Il le regarda longuement avant d'ôter son feutre et d'en examiner la doublure comme l'avait fait Alphonse avant lui. Il ne releva les yeux du couvre-chef que pour se mettre à parler d'un ton placide et pesant comme du plomb.

— J'me suis porté volontaire pour ce pays en temps de guerre. Ça m'a valu un pied estropié pour avoir marché sur une pointe de bambou trempée dans de la merde de Jaune. Maintenant, tu crois que tu peux exiger quelque chose de moi, fils, mais tu l'penses pas vraiment. Ni toi, ni ta vieille mère, ni personne peut rien exiger de moi.

Il revissa soigneusement son feutre sur son crâne et pointa son regard sur Julian, qui avait fermé un instant les yeux à l'évocation de la pointe de bambou trempée dans de la merde de Jaune.

— Maint'nant, tu me donnes ces putains de clés ou je fais l'tour du comptoir et je t'arrache le nez d'un coup de dents.

Les paupières toujours hermétiquement closes, Julian, dont les longs doigts avaient pâli sous le bronzage, poussa deux clés sur le marbre et enfonça le bouton d'un petit carillon.

— Service ! cria-t-il de la voix étranglée d'un homme qui se noie.

Un jeune Cubain, en livrée de velours, apparut comme par magie. Il lorgna Clou, qui lui semblait être le chef.

— Puis-je prendre vos bagages, monsieur ?

— C'est pas nécessaire, fils. On peut les porter nous-mêmes, dit Clou, examinant les clés dans sa main. Où c'est, la 1520 et la 1521 ?

— L'ascenseur est juste là, à gauche, dans le hall, monsieur.

Clou baissa les yeux sur le jeune chasseur, qui souriait de toutes ses dents, puis il se tourna vers Turner.

— Tu trouves pas qu'y sont bizarres, ici, Turner ?

— Merde, dit Turner, en arrivant, j'ai vu les arbres se transformer en poteaux avec des lumières rouge, orange et verte. Alors, du bizarre, on a pas fini d'en voir, si tu veux mon avis.

Fonse, la main en porte-oreille, les traits de son visage immobiles, hormis les yeux, écoutait, les cendres de la Camel qui ne quittait jamais ses lèvres tombant sur la moquette pour finir consciencieusement étalées sous la botte au talon ferré de Moteur. Le groom cubain le regardait écraser les cendres sans se départir de son sourire. Le nettoyage de la moquette ne comptait pas parmi ses tâches. Et puis, pour avoir survécu à vingt-deux ans de trottoir dans les rues de la Petite Havane à Miami, il savait que ces gringos-là, c'était le genre à éviter dare-dare.

Fonse désigna d'un signe de tête le Cubain et dit :

— Il est pas de chez nous, çui-là, hein ?

— Non, j'crois pas, dit Moteur.

— Et il entend pas très bien non plus, dit Clou. Vous m'avez entendu lui demander où était l'ascenseur ?

Earnestine froufrouta dans son satin rouge jusqu'à Clou, lui prit les clés des mains, embrassa d'un regard son petit monde et se tourna vers le jeune chasseur.

— Petit, t'inquiète pas. Ce sont mes hommes. Des fois, ils sont méchants avec ceux qu'ils connaissent pas bien, mais ils sont à moi quand même. Et j'suis là pour qu'ils se tiennent bien.

Elle montra les clés dans sa main ouverte et, d'une voix aussi lente que puissante, détachant les syllabes comme si elle s'adressait à un idiot (sentiment que lui inspirait le garçon), elle demanda :

— Comment c'est qu'on va à nos chambres ?

Le jeune Cubain parvint à répondre sans altérer son sourire.

— Quinzième étage. À droite, en sortant de l'ascenseur.

Elle sourit à ses hommes, qui continuaient d'observer le Cubain.

— Comme je vous l'ai déjà dit, on attrape toujours plus de mouches avec du miel qu'avec du vinaigre.

— Personne veut attraper de mouches, m'ma, dit Moteur. C'qu'on veut, c'est un endroit où s'poser.

— Mon beignet sucré, t'es fatigué, dit-elle. Ça a été long, ce voyage, et on était serrés dans la cabine.

Ils avaient fait la route Waycross-Miami dans deux pick-up, celui de Clou et celui d'Alphonse, des Chevy tous les deux.

CHAPITRE 4

— Qu'est-ce qu'on va faire d'eux ? dit Russell.

— Comment ça, qu'est-ce qu'on va faire d'eux ? dit Shereel.

— Merde, t'as pas entendu ?

— Et, toi, merde, t'as pas entendu ?

Russell respira un grand coup et, le regard tourné vers la fenêtre, s'appliqua à paraître calme avant de répondre :

— D'accord, je passe l'éponge. La haine bouillonne en toi. Tu commences à grincer des dents et souhaites à tout le monde de crever. C'est comme ça qu'il faut jouer la partie. Il prit une nouvelle inspiration. Mais oublie pas à qui tu parles. Tu parles à Russell Morgan. Ton entraîneur. Ta vie.

Ils étaient de nouveau dans la chambre de Shereel, parmi les débris du mobilier. L'air conditionné ronronnait. Russell s'était posé sur la commode, le seul meuble resté intact. Shereel, toujours en peignoir de bain et lunettes noires, était allongée par terre, bien à plat sur le dos, taraudée par la soif. C'était l'heure de prendre sa ration d'eau, mais elle aurait préféré crever plutôt que demander, malgré la sale impression d'avoir une languette de fourrure à la place de la langue.

— T'es sûrement pas ma vie, Russell.

Il aurait aimé lui coller une bonne baffe. Elle pensait de travers, et une bonne baffe lui remettrait les idées en place, mais une trace de coup n'arrangerait pas leurs affaires.

— Je passerai là-dessus aussi. Mais j'aimerais que tu me dises comment nous allons faire avec ta famille. On va pas les laisser foutre en l'air cette compétition.

— Ça risque pas de se produire. J'ai souffert comme trente-six Christ sur la croix pour arriver jusqu'ici et c'est pas pour rien, crois-moi.

Elle essaya de s'humecter les lèvres, mais sa langue était plus sèche qu'une mèche d'amadou.

— Et ma famille est pas du genre à faire chier les autres quand les autres la font pas chier. Surtout Clou.

— Clou ?

— Harry, mais y a que ses parents pour l'appeler Harry. Tout le monde l'appelle Tête de Clou ou simplement Clou.

— Clou, hein ? Clou, pour l'amour du Ciel ! Je savais que tes frères s'appelaient Turner et Moteur. Moteur, c'est déjà pas mal, mais tu m'as jamais parlé de Tête de Clou.

— Clou est pas mon frère. C'est... je le connais depuis longtemps.

— Et ?

— On était proches.

— Proches comment ?

— Russell, si on parlait plutôt de la compète ?

— On est en train d'en parler. Proches comment ?

— Disons qu'on était comme fiancés.

— Pourquoi tu m'en as jamais rien dit ?

— Parce que tu me l'as jamais demandé.

Russell leva les yeux au plafond et s'écria :

— Dieu, pourquoi vous me faites ça ?

Puis à Shereel :

— On n'est pas *comme* fiancés. On l'est ou on l'est pas.

— Rien n'est aussi simple avec Clou. Ça fait longtemps qu'on s'est pas vus. On s'est pas parlé non plus. Clou répond pas au téléphone, il écrit pas de lettres et celles qu'il recevrait, il les lirait même pas. Clou est... il est différent, quoi.

— Différent ?

— Dangereux.

— Doux Jésus, j'suis donc pas au bout de mes peines.

— Il y a des chances. Clou aime casser la gueule aux gens. Il dit que ça le détend, que ça soulage son stress.

— Shereel, tu as permis à un dingue notoire de venir ruiner tes chances de conquérir le monde.

— On permet rien à Clou, on lui interdit rien. Il va où il veut, comme il veut, quand il veut. Mais c'est un brave type, un doux.

— Qui aime casser la gueule aux gens.

— Tu peux pas comprendre.

— T'as peut-être raison, pour une fois.

— Il cherche pas vraiment la bagarre.

— Ah bon, fallait le dire plus tôt. En ce cas, tout va bien.

— Non, ce qu'il aime, c'est trouver des cons qui méritent qu'on leur pète la gueule, comme il dit. En fait, il préfère s'en taper trois ou quatre à la fois, une bande d'abrutis. Il dit qu'il se sent beaucoup mieux après. Mais sache que c'est un gentil garçon comme tu aimerais en rencontrer. Sauf si tu joues au con.

— C'est réconfortant de penser qu'il existe des types comme Clou, dit Russell.

— Il était pas comme ça avant de partir au Viêt-nam. Il avait un sale boulot là-bas et il a pris le goût d'étrangler les gens.

— Étrangler ? Écoute, Shereel, j'crois que j'en ai assez entendu sur le bonhomme.

— Peut-être, mais tu sais pas encore ce qu'il faut savoir. Après tout, Clou est ici. Mieux vaut que tu saches. Au Viêt-nam, il faisait partie de ce qu'on appelait la patrouille des rats. Ils descendaient dans les galeries souterraines à la recherche de ces salopes qu'ont des fentes à la place des yeux, comme dit Clou. Les Viets avaient creusé un réseau de souterrains à travers tout le pays et Clou descendait là-dedans pour les tuer, au couteau le plus souvent. Mais une fois qu'il a étranglé le premier, il a aimé ça. Il dit que c'est quelque chose d'étrangler un homme, que c'est... que c'est le pied ; bref, il est devenu accro et ça lui a jamais passé.

— J'avais raison de dire que j'en savais assez comme ça. J'avais pas besoin d'entendre la suite, et puis j'comprends pas des trucs comme ça, moi.

— Clou dit que son rêve est de trouver trois ou quatre cons dans un souterrain et de les étrangler. Il dit qu'il pourrait peut-être se débarrasser pour toujours de son stress et redevenir le brave gars qu'il était avant s'il en trouvait quatre dans un souterrain ici même aux États-Unis d'Amérique. Mais j'pense pas qu'on ait à s'inquiéter parce que y a pas de souterrains ici au Blue Flamingo ou dans les environs.

Russell était allé à la fenêtre et regardait en bas dans la piscine. Il tournait le dos à Shereel et elle vit ses muscles, depuis les tendons des jarrets jusqu'à la nuque tressaillir et se nouer brusquement comme sous l'effet d'une contraction isotonique.

— C'est eux. Putain de merde, ils sont descendus. Non, mais où est-ce qu'ils ont trouvé ces accoutrements ?

Shereel le rejoignit. Les Turnipseed étaient tous vêtus de bleu électrique, encore une solution d'Earnestine pour ne pas se perdre parmi la foule carnassière des touristes sur lesquels elle avait lu tant de choses. Earline et sa mère portaient des maillots une pièce avec un prude volant cousu autour du bas et les hommes avaient enfilé d'amples caleçons de bain, dont le bleu indigo faisait étrangement ressortir la blancheur de leur peau, une blancheur comme n'en avait jamais vu Russell — plus blanche que du lait — à l'exception de leurs poignets et de leurs mains et de leurs cous et d'une moitié de leurs visages, car ils portaient toujours un couvre-chef, qui étaient brûlés par le soleil. Seul des quatre hommes, Alphonse avait gardé son feutre noir.

— Mais pourquoi il porte ce chapeau ridicule ?

— P'pa garde son chapeau au pied du lit. C'est la première chose qu'il met le matin en se levant et la dernière qu'il enlève en se couchant.

— Pittoresque.

— Aucun de nous est parfait. Et si j'étais toi, je dirais pas trop que je trouve ça ridicule. P'pa est chatouilleux au sujet de ce chapeau. Ça fait longtemps qu'il l'a et il supporterait pas qu'on se moque.

— Ça leur ferait pas de mal à ces femmes de suivre le traitement amaigrissant de Morgan Dachau.

— C'est de ma mère et de ma sœur que tu parles, Russell. Elles sont belles, saines, naturellement fortes.

— Un, elles ne sont pas saines et, deux, c'est des pots de graisse.

— Ça aussi, je le garderais pour moi, si j'étais toi. Dire un truc comme ça sur les femmes de la famille, c'est ce que Clou appelle une connerie.

— Je suppose que c'est le tatoué.

— Ouais, c'est lui. C'est Clou.

— Illustré comme une BD.

— Encore une remarque qui te classerait dans la catégorie des cons. Je frissonne rien qu'à l'idée que Clou entende ça.

— Moi, leur seule vision me fout le frisson. Pourquoi ton père arrête pas de regarder en l'air ?

— À mon avis, il vérifie l'heure.

— L'heure ?

— Oui, par la position du soleil. P'pa porte jamais de montre. Il en a pas besoin. Il peut te dire l'heure, à la minute près, rien qu'en regardant le soleil.

Elle se trompait ; Alphonse essayait de trouver la fenêtre de sa chambre. Mais il avait du mal à situer le quinzième étage. Il se perdait dans ses calculs, vu qu'il n'avait jamais su très bien compter et que sa vue faiblissait et qu'il refusait de porter des lunettes. Il pensait quand même l'avoir trouvée.

— J'crois ben que c'est la quatre après le coin, là-haut.

Les autres regardèrent avec lui.

— Ouais, reprit-il, c'est ben la quatre après le coin.

— Peut-être ben, p'pa, dit Moteur.

— Diablerie de chose que de vivre au quinzième étage d'un hôtel, au quinzième de n'importe quoi. J'connais pas beaucoup d'Blancs et encore moins d'nègres qui voudraient vivre si haut dans l'air. C'est pas naturel.

Ils continuaient de regarder la fenêtre qu'ils pensaient être la leur.

— Merde, en permission, à Tokyo, dit Clou, j'ai eu une chambre comme ça au trentième. Trente putains d'étages. J'm'en souviens plus très bien ; je carburais toute la journée au Jack Daniels. C'était la règle : se péter la gueule pendant tout le temps qu'on était en perm. J'sais pas qui avait décidé cette règle, mais on la suivait tous. J'dis bien tous.

Il rit tout en remontant ses couilles, ajustement auquel les autres veillaient à intervalles réguliers.

— La seule rigolade que j'aie jamais eue là-bas était de me siffler ce Jack Daniels et d'étrangler ces gueules de cafards qui semblaient toutes sorties de la même mère.

— Fils, commence pas à parler de boire. Tu sais ce que ça te fait.

— Ben quoi, boire ça me rend soûl.

Ils étaient tous grands — plus d'un mètre quatre-vingt-dix — avec des ventres substantiels, sauf Alphonse, qui avait à peu près la taille d'un jockey à la retraite qui aurait été un peu tuberculeux. Mais leurs ventres étaient des ventres durs de buveurs de whiskey et les muscles de leurs bras et de leurs jambes étaient lourds et empâtés. Toutefois, celui qui se distinguait le plus parmi eux n'était pas Clou, au corps couvert de navires sombrant dans la mer, de panthères prêtes à bondir, de maximes multicolores proclamant LA MORT PLUTÔT QUE LE DÉSHONNEUR ; et SI TU AIMES UNE FEMME, FOUS-LA DEHORS, SI ELLE T'AIME, ELLE REVIENDRA, SI ELLE REVIENT PAS, VA LA CHERCHER ET TUE-LA, et un cœur en pointillé avec écrit en haut DÉCOUPE SUIVANT LE POINTILLÉ, et en dessous SI TU PEUX, et d'autres merveilles, dont le mont Éverest avec l'emblème du corps des marines planté au sommet.

Non, ce n'était pas Clou, en dépit de sa peau superbement imagée, qui attirait les regards, mais Moteur, dont l'épiderme, lui, n'était pas couvert de graffitis mais de poils noirs et drus. Quand il se rasait la barbe le matin, il commençait à la naissance du cou, et, sur la nuque, la touffe poileuse qui émergeait de sa chemise donnait l'impression qu'il portait une queue de renard. Sa mère, Earnestine, était persuadée qu'il était ainsi marqué parce que, au temps où elle le portait dans son ventre, elle avait rêvé plus d'une fois qu'elle donnerait naissance à une boule de poils, ce qu'elle n'avait encore jamais vu se produire mais qu'on disait être arrivé de nombreuses fois dans le comté. À l'âge de douze ans, Moteur était aussi poilu qu'il le serait jamais et, souvent — malgré elle et douloureusement —, elle le regardait quand il travaillait torse nu à la ferme et une pensée lui venait, irrésistible : ça marche, ça parle, ça saigne comme un garçon mais si c'est pas une boule de poils, alors les boules de poil n'existent pas. Aussi, à cause de cette pensée torturante à laquelle elle ne pouvait résister, lui témoignait-elle plus d'affection et de soins qu'à Turner ou Earline, et même à Alphonse. Moteur était son préféré, poils inclus. Elle lui avait tant répété combien son poil était beau que Moteur en était arrivé à aimer sa toison, même celle qui lui fleurissait les pieds. Il n'y avait qu'une chose qu'Earnestine ne pouvait faire, c'était le toucher. Son contact lui rappelait celui d'un chien. Mais, bonne mère comme elle était, elle faisait de sa répugnance son secret, son secret à elle seule.

Quand enfin ils arrachèrent leurs regards du quinzième étage, ils s'aperçurent que tout mouvement avait cessé autour de la piscine. Tout le monde avait les yeux braqués sur eux. Alphonse et sa famille leur retournèrent leurs regards.

— Qu'est-ce qu'ils ont tous ? demanda Moteur.

Alphonse enleva son chapeau et l'examina. Un paquet plein de Camel trônait sur le haut de son crâne avec une pochette d'allumettes glissée sous la cellophane. Il le prit, l'ouvrit, alluma une cigarette, remit le paquet en place et son feutre sur le crâne. Aussitôt et réguliers comme s'ils étaient produits par une petite machine à vapeur, deux jets de fumée s'échappèrent de ses narines. La cigarette, pendue au coin de la bouche, tressautait à chaque respiration.

— C'est pas des gens de chez nous, ça, dit Alphonse, et j'sais pas trop ce qui z'ont mais ça m'paraît pas fameux.

— Y a deux nègres bon teint là-bas, dit Clou, et une jeune négresse de premier choix, mais les autres me paraissent blancs, même s'ils sont un chouia déformés. Quoique, on sait jamais avec les étrangers. Faut leur parler pour savoir. Et encore, y en a qui parlent comme tout le monde.

— J'crois pas que j'aurais envie de m'approcher assez pour leur causer, dit Turner. Comme p'pa dit, ils ont quelque chose qui tourne pas rond, j'sais pas trop ce que c'est mais c'est p'têt contagieux. C'est le genre de truc à vous faire débander.

— Turner, dit sa mère, c'est pas parce que t'es devenu un grand garçon que tu peux dire des cochonneries, surtout devant ta sœur et moi. Tu veux que je te donne la fessée ? C'est ça que tu veux ?

— Non, m'dame, dit Turner. J'me suis oublié.

— D'accord, mais surveille ta langue, maintenant.

— C'est bizarre, toutes ces bosses qu'ils ont partout, dit Moteur. Vise-moi ce gus là-bas, on dirait qu'il s'est fait pousser des pamplemousses à la place des mollets.

— Je savais ce qui arriverait en venant ici au milieu de ces étrangers, dit Earnestine.

— M'ma, on est venus voir Dorothy, dit Earline.

— Et où qu'elle est, tu peux me le dire ? répliqua sa mère avec dépit.

— Elle viendra. Elle nous a pas oubliés. Elle doit être quelque part en train de se préparer pour ce truc qu'elle va faire.

Clou se tourna vers Alphonse et lui dit dans sa bonne oreille :

— J'dirais pas non à cette jeune négresse. Bâtie comme elle est, j'ai l'impression qu'elle me ferait péter les tympans.

— À ton avis, qu'est-ce qu'elle a fait de son cul et de ses tétons ?

— Doivent être quèque part en dessous. Faudrait fouiller un peu. J'suis sûr que j'trouverais si j'm'en donnais la peine.

— J'te comprends, fils, mais garde le couvercle sur la marmite et tiens-toi bien. Dorothy est ici.

À ce moment-là, un type énorme, sans un poil sur une peau parcourue d'un entrelacs de veines, tomba en arrêt à l'autre bord de la piscine et, un poing sur la hanche, un genou fléchi, le buste légèrement tourné, prit une pose mettant en relief ses dorsaux. Lentement, telles deux ailes, ses muscles se déployèrent depuis ses hanches jusqu'aux aisselles et continuèrent de gonfler jusqu'à ce que tout son dos atteigne une tétanie explosive. Le regard vitreux, il fixait un point qu'il était seul à voir. Puis les veines, cheminant sous la peau tels des vers, tracèrent leurs méandres sur le front, puis dans le cou, enfin aux épaules et aux bras. Il semblait avoir cessé de respirer. Les autres se détournèrent d'Alphonse et de sa horde pour le regarder. Eux aussi se firent immobiles comme des pierres, eux aussi retinrent leur souffle.

Earnestine voyait l'homme d'un autre œil.

— On dirait pas qu'il a une attaque ?

Earline tira sur son maillot de bain qui lui cisaillait la croupe.

— On devrait peut-être intervenir, vous croyez pas ? dit-elle. J'ai suivi des cours de secourisme et j'sais ce qu'il faut faire dans ces cas-là.

— J'ai appris à me mêler de mes affaires, dit Clou.

— Mais je sais ce qu'il a, insista Earline. C'est une attaque, pas de doute. Je l'ai vu au cinéma quand j'étudiais les Problèmes de la Vie.

— S'il reprend pas son souffle, dit Turner, y a des chances qu'il ait des problèmes de vie dans pas longtemps.

— C'est ce que j'étais en train de penser, dit Earline. Et c'est pas avec un diplôme de secouriste que je vais rester les bras croisés quand un homme est en danger de mort.

— Ça peut pas coller, dit Russell, à côté de Shereel, tous deux à la fenêtre, à regarder ce qui se passait en bas, à la piscine.

— Qu'est-ce qui peut pas coller ?

Il pointa un index vers la piscine.

— Ça.

— Encore une méchanceté à propos de ma famille, je suppose.

— Ta famille est très bien, Shereel. À Waycross, en Géorgie. Pas ici. Pas ici, avec toi engagée dans un combat de chiens pour le titre de Miss Cosmos. Je sens la cata, j'ai qu'à les regarder pour la sentir monter jusqu'ici.

— T'as pas à t'inquiéter comme ça, Russell. Je connais les miens. Ils chercheront pas les ennuis si les ennuis viennent pas les chercher. Tous les concurrents sont tellement obsédés par la compétition qu'ils feront même pas attention à p'pa et aux autres.

— Mais tu peux compter sur p'pa et les autres, comme tu dis, pour leur prêter attention et le faire avec tant de finesse que ça explosera. Toi et moi, on sait très bien que chaque bonhomme et chaque nana ici marchent sur le fil du rasoir. Affamés et entraînés jusqu'au point limite, ils sont rien d'autre qu'un paquet de muscles et de nerfs. Leur résistance tient à un fil pas plus épais qu'un cheveu d'ange et tu aurais pas le temps d'allumer la mèche que la bombe te péterait à la gueule. Si seulement on pouvait faire quelque chose.

Ils ne cessaient, tout en parlant, d'observer la petite foule au bord du bassin.

— Si jamais ça sentait le roussi, je... Merde, tu as vu ça ? dit Shereel.

Russell sut aussitôt qu'elle parlait du type tétanisé dans sa pose dorsale.

— Non, mais regarde-moi ce dos, dit-elle.

— Tu l'as déjà vu, Shereel.

— Je sais que je l'ai déjà vu. Mais cette masse, cette symétrie et cette définition. Je pourrais le voir tous les jours et en rester sur le cul à chaque fois. C'est difficile à croire, un dos aussi large, aussi massif et en même temps tellement bien dessiné. Tu en connais d'autres avec des dorsaux aussi bien dessinés ?

— Non, mais la chimie aujourd'hui fait des miracles. Il y a des chances que ce mec dépasse pas la trentaine, avec tous les anabolisants qu'il se tape.

— Pendant combien de temps il va tenir la pose ? On peut voir d'ici qu'il commence à trembler sous la tension.

— Il la tiendra jusqu'à ce qu'il ait intimidé tous les autres. C'est sa façon de faire. Il le fait depuis qu'il est entré dans la compétition. Je n'approuve ni la méthode ni l'approche, bien que je m'en foute complètement. J'ai toujours pensé qu'il valait mieux attendre et leur montrer ce qu'on a quand ça compte. Et le seul moment où ça compte, c'est devant les juges.

— Est-ce qu'il peut gagner ?

— Ouais, ce dos-là l'emportera dans sa catégorie, mais il sera pas Monsieur Cosmos. Il le sera jamais. Il a pas de mollets et, sans mollets, on peut pas gagner. C'est ce qui a empêché Mur de remporter le Cosmos, il a des mollets en fesses de coq. Un nègre peut éclater tout le monde depuis le genou jusqu'à la hanche, mais il y en a jamais eu que trois ou quatre dans l'histoire du culturisme pour avoir développé des mollets.

— À quoi c'est dû ?

Russell regarda Shereel avec un sourire malicieux.

— Une blague que le bon Dieu a jouée aux nègres.

— Mur est ton ami, Russell, tu devrais pas employer ce mot-là.

— Mur est pas mon ami et il en a rien à branler de l'être. L'amitié, ça existe pas ici. Le mot même y serait risible. Ici, on a que des ennemis.

Il reporta son regard vers la piscine et ajouta :

— Même moi, je suis pas ton ami.

— Pas même toi, Russell ?

— Je suis ici pour que tu gagnes. Pour te faire gagner. Désir et couilles au cul sont les atouts de ce jeu. Et ça vaudrait mieux pour toi que tu l'oublies pas. On est en guerre, championne. Et une putain de guerre.

Earline tira sur son maillot qui lui martyrisait les fesses et déclara :

— Je peux pas supporter de voir ça.

Leur attention était rivée sur le bodybuilder tenant sa pose latérale ; des veines grosses comme des crayons saillaient maintenant sur la ceinture abdominale. Il était devenu la cible de tous les regards et certains, parmi ses futurs adversaires, se balançaient nerveusement d'un pied sur l'autre, tendant leurs propres dorsaux dans un réflexe purement mimétique. Jusqu'aux femmes qui esquissaient la même pose.

— Il a besoin d'aide, dit Earline. Il risque la cataronie.

— La *cataronie ?* dit Clou. Jamais entendu parler de ça.

— C'est parce que t'es pas diplômé en Problèmes de la Vie.

— Grâce à Dieu, non.

— Fais pas le malin, Clou, c'est pas le moment, dit-elle. J'crois qu'on a vraiment un problème sur les bras.

— Y a pas de problème, dit Moteur. Il est pas encore tombé à l'eau, le gus.

— Quand on est en état de cataronie, on peut plus bouger. Et vous voyez bien qu'il tremble. Et je le vois pas respirer. À mon avis, il a besoin d'un bouche-à-bouche. Je sais comment on fait. Je peux compter sur vous en cas de besoin ?

— C'est pas moi qui m'occuperai de ce gonze, dit Turner. Je le connais même pas. Peut-être ben qu'il est dans la cataronie. Peut-être ben que ça lui arrive tous les jours à c't'heure-ci. Peut-être ben que c'est comme un vice chez lui. Les gens sont bien plus bizarres qu'on croit.

— C'est pas un vice, la cataronie, répliqua Earline. C'est une grave maladie. On en sort pas comme ça quand on est tombé dans cet état. Regardez comment son visage est rouge. Et personne qui fasse un geste pour l'aider. Ils ont peut-être pas la formation que j'ai. Alors, est-ce que je peux compter sur votre aide ou est-ce que je dois y aller seule ? Il y a personne qui saurait ce que je sais et qui resterait les bras croisés, à rien faire. C'est bon pour tous ces ignorants, ça. Il y a des cas où même une professionnelle de la santé comme moi a besoin de secours. Une chose est sûre, il tiendra pas longtemps comme ça.

Earnestine tira à son tour sur son maillot et, se penchant vers sa fille dans un tremblement de cuisses, comme au départ d'un sprint, lui dit :

— Fais ce que tu dois faire, ma chérie. On est

derrière toi. Si ces hommes font pas ce que tu leur demandes, ils seront pas près de l'oublier, crois-moi.

Et, poussant une gueulante qui fit tourner toutes les têtes à la ronde, elle ajouta :

— Et c'est valable pour toi aussi, Alphonse.

Mais Fonse avait suivi de sa main-pavillon tout ce qui s'était dit. Il s'arrangea les valseuses et se récria avec dignité :

— J'ai encore jamais laissé tomber un de mes petits.

— C'est bon, dit Clou. Si on s'occupe de ce connard, est-ce qu'on pourra prendre un bain après ? Parce que tu sais bien, Earline, j'fais jamais rien sans la permission de tout le monde.

— Il y a pas de raisons que tu te roules les pouces, Clou, dit Earline. À toi aussi, je te demande de m'aider.

— Alors, dans ce cas, allons sauver ce merdeux au nom de l'amour et de la solidarité pour nos frères les hommes.

— Oh merde, grogna Russell, écartant brusquement le store de la fenêtre pour mieux voir. Ils sont devenus dingues, là en bas.

Shereel, qui s'était rallongée sur le dos, partie dans une profonde rêverie où il était question d'eau fraîche, bondit sur ses pieds et courut à la fenêtre. Elle avait beau avoir grand-soif, ce qu'elle vit évapora instantanément tous ses désirs liquides.

Les Turnipseed au grand complet fonçaient en courant le long de la piscine, Clou en tête, suivi de Moteur et Turner, et puis des deux femmes. Earnestine et Earline avaient le talon étonnamment léger pour des femmes de leur poids. Fonse, la Camel au bec, une main sur son précieux couvre-chef pour l'empêcher de s'envoler, fermait la marche. Shereel remarqua pour la première fois que son père avait gardé aux pieds ses lourds brodequins de travail et ses chaussettes noires.

— Putain, mais qu'est-ce qu'ils ont ? demanda Russell.

— Je n'ose pas me le demander, dit Shereel, mais on va pas tarder à le savoir.

L'instant d'après, les Turnipseed répondaient à leur interrogation. Ils s'abattirent de concert sur le bodybuilder toujours tétanisé par son déploiement dorsal. Tellement concentré sur sa pose, il ne les vit ni ne les entendit arriver. Clou et les autres hommes de la famille étaient plus grands que le bodybuilder et certainement beaucoup plus solides et Shereel savait que l'autre ne risquait pas de faire le poids. Comme tous les participants au Cosmos, le malheureux devait se sustenter chaque jour d'une boîte de thon noyée dans du jus de citron, de trois branches de céleri et d'un sachet de vitamines, déterminé à traquer le moindre résidu de graisse susceptible de parasiter la couche de muscles habillant son corps, acharné à garder à chaque striure musculaire une nudité écorchée qui le faisait ressembler à un écureuil dépecé. Et c'était probablement la force qu'il devait avoir : celle d'un écureuil dépecé.

Aussi les Turnipseed et Clou le manièrent-ils comme un bébé. Clou cloua le magnifique dos à terre, Moteur et Turner se chargeant de lui immobiliser les gambettes. Earnestine l'empoigna par les tifs et Earline, pesant d'une main potelée sur le menton du terrassé, entreprit de lui ouvrir la bouche. Fonse se tenait au-dessus d'eux, dirigeant la manœuvre à grands coups de gueule, la Camel tressautante à la bouche.

Tous les autres bodybuilders — hommes et femmes — s'étaient réfugiées en une harde compacte à l'autre bout de la piscine et tendaient leurs cous pour voir à quel supplice était accommodé leur congénère, tombé dans les pattes de ces créatures bizarres apparues parmi eux et qui n'étaient pas — c'était écœurant d'évidence — des leurs mais bien plutôt de tristes exemples d'individus ordinaires, mal nourris, spécimens des deux sexes qu'on aurait pu puiser à la louche dans le bouillon de culture où trempaient les trois quarts de la population nord-américaine. Pas un des concurrents, pas une des concurrentes du Cosmos ne se hasarda à secourir l'infortuné crucifié au bord de la piscine, car ils avaient leur propre corps à protéger. Une simple égratignure, une coupure infime, et c'en serait fini de leur rêve de Monsieur ou Miss Cosmos. On ne remportait pas une compétition de cette dimension avec une peau ébréchée ou marquée d'un tatouage. L'épreuve s'appelait Perfection, et ils n'auraient pas pris le moindre risque pour sauver leur propre frère.

— Mais qu'est-ce qu'elle lui fait, cette conne ? demanda Russell.

— Cette conne, c'est ma sœur Earline.

— Je t'ai pas demandé qui c'était, je t'ai demandé ce qu'elle lui faisait. Merde, mais elle l'embrasse, ma parole ! Putain de Dieu, elle lui roule un patin.

— Ça en a tout l'air.

— Je sais pas vraiment ce qu'ils lui font, mais c'est étonnant qu'ils arrivent à l'immobiliser si facilement.

— Mes frères font cent kilos chacun. Clou doit peser dans les cent vingt. Le type qu'ils ont épinglé comme un papillon n'a aucune chance, quoi qu'ils lui fassent.

— Moi, j'ai l'impression qu'ils sont en train de le tuer ou, en tout cas, qu'ils en ont l'intention. Qu'est-ce qu'on peut faire ? Appeler la police ? Le service de sécurité de l'hôtel ?

— Je sais pas ce qu'ils lui font mais ils lui veulent certainement pas de mal.

— Alors pourquoi Clou lui serre le cou ?

— Clou lui serre pas... Oh, il a bien l'air de l'étrangler un peu mais...

— Il l'étrangle un peu, beaucoup, à la folie, tu veux dire !

— Non, il veut juste le calmer.

— Seigneur, c'est pas en étranglant quelqu'un qu'on a une chance de le calmer.

— Que veux-tu, avec Clou, c'est la force de l'habitude. Mais il s'arrêtera dans une minute.

— Dans une minute, l'autre sera mort.

Ils virent Earline pincer entre son pouce et son index le nez du bodybuilder et coller sa bouche sur la sienne.

— Ah, je comprends, elle lui fait une réanimation.

— Une réanimation ? Avec le tatoué qui l'étrangle et elle qui l'étouffe ?

— Mais oui, le baiser de la vie, dit Shereel. Elle m'a souvent parlé de ses cours de secourisme quand elle étudiait les Problèmes de la Vie. Elle s'est même entraînée sur moi.

— Ce type est en meilleure santé que tous les Turnipseed réunis. Il n'a pas besoin de baiser de la vie.

— Earline pense apparemment le contraire. Et

quand on voit quelqu'un qu'on croit être en danger d'asphyxie, on prend pas le temps de réfléchir.

— Ça, il y a qu'à la regarder pour savoir que réfléchir, ça lui est jamais arrivé.

— Tu sais, des ennuis, y en aura, et des sévères, si tu apprends pas à garder pour toi tes réflexions sur ma famille.

— Au cul, ma langue. J'ai des yeux pour voir, et je vois bien ce qu'ils lui font.

— T'as jamais pris de cours de secourisme, Russell ?

— C'est quoi, cette question ?

— Une à laquelle tu devrais pouvoir répondre. Et, sûr, le secourisme, tu connais pas. Parce que si tu connaissais, tu te mettrais pas dans cet état. Earline était plus près que nous. Elle a peut-être remarqué quelque chose qu'on risquait pas de voir depuis notre fenêtre.

— Ouais, moi, ce que j'ai vu, c'est un grand bodybuilder — un champion — prendre sa pose pour intimider les autres concurrents.

— C'est pas ce qu'Earline a vu, c'est certain.

Russell se tourna vers elle et, la prenant par les épaules, la secoua comme le ferait un père en colère après sa fille.

— Tu vois donc pas la merde que ce genre de truc peut provoquer ?

Shereel, le visage calme mais les yeux luisants de rage contenue, le regarda.

— Russell, dit-elle d'une voix sourde, menaçante, si tu enlèves pas tes mains, je t'arrache les couilles.

Russell ôta ses mains et sourit avec un plaisir étonné et sincère.

— Petite fille, j'aime que tu sois comme ça. C'est comme ça qu'il faut être. Tenir le taureau par les cornes. Merde, t'es pas responsable de ce que fait ta famille.

— Ça m'est jamais venu à l'esprit, dit-elle. Il faudrait être vraiment tarte pour prétendre avoir de l'influence sur les Turnipseed.

CHAPITRE 5

Le bureau de M. Dexter Friedkin — bureau que Julian estimait trop sophistiqué pour la fonction de directeur d'hôtel mais dont il se délecterait le jour où il poserait son séant dans le fauteuil directorial — était vaste et le sol était recouvert d'une moquette aussi épaisse que la moumoute ornant le chef du grand chef. Une moumoute longue, ondulante, d'un gris argenté qu'il ajustait comme un chapeau quand il était nerveux, un geste inconscient qui surprenait encore Julian, bien qu'il en eût été tant de fois témoin au cours de ces quatre dernières années. Quatre ans qu'il était au Blue Flamingo, où ses tâches avaient peu varié et son salaire pas du tout, en dépit de sa promotion, six mois plus tôt, aux fonctions de sous-directeur. Julian avait toujours pensé que les postiches se collaient. Pas celui de M. Friedkin qui, selon son degré d'anxiété, pouvait glisser en avant ou en arrière, voire s'incliner crânement sur le côté.

Pour l'instant, la moumoute lui grignotait le front, une position périlleuse observée avec appréhension par Julian, qui redoutait de la voir tomber sur le bureau devant lequel il se dandinait, mal à l'aise, car il était porteur de ce que détestait le plus M. Friedkin : de mauvaises nouvelles. Sans qu'on le lui ait jamais dit, Julian savait qu'admettre — et a fortiori reconnaître — que M. Friedkin portait une perruque lui vaudrait un renvoi immédiat. Le sujet était tabou et tout le personnel, connaissant le risque encouru à l'enfreindre, se gardait bien, même en privé, de parler de cette moumoute fantasque et baladeuse que seul un aveugle n'aurait pu remarquer.

— Des ennuis ? dit M. Friedkin, ôtant les mains de son crâne pour les croiser devant lui d'un air inspiré.

— Oui, monsieur.

— Il me semble, Julian, que nous avons déjà abordé ce sujet.

— Oui, monsieur.

— Et longuement, si mes souvenirs sont bons.

— Oui, monsieur.

— Alors, vous vous en souvenez ?

— Oui, monsieur.

— Et vous vous attendez, n'est-ce pas, à ce que tout ceci soit un jour à vous ?

Il décroisa les doigts pour embrasser d'une main impériale la pièce et les étagères murales, sur lesquelles se serraient des trophées glanés sur le front du culturisme.

— Oui, monsieur.

— Alors vous devez savoir que le premier devoir de tout sous-directeur est de régler les problèmes quand il y en a, et non de venir en faire part à son directeur.

— Oui, monsieur.

— Alors, comment se fait-il que vous soyez là, porteur de mauvaises nouvelles ?

— J'ai pensé qu'il valait mieux que vous le sachiez, monsieur. C'est grave.

— Grave ?

— Oui, monsieur.

— Ne vous semble-t-il pas que régler des problèmes graves soit précisément une expérience susceptible de vous qualifier un jour à ce poste que j'occupe aujourd'hui ?

Julian sentit qu'il valait mieux plonger dans le vif du sujet, avant qu'il soit trop tard pour le faire.

— L'un des clients — en vérité, toute une famille de clients — a agressé l'un des concurrents.

M. Friedkin bondit sur ses pieds et réajusta sa moumoute à deux mains dans un même mouvement.

— Quoi ? Agressé ? Vous avez dit « agressé » ?

— À la piscine, monsieur.

— Vous venez me dire qu'une famille d'Américains, une famille ordinaire, normale, a agressé un bodybuilder concourant pour le titre de Monsieur Cosmos ?

Sous la stupeur, il se laissa choir dans son fauteuil.

— Mais comment est-ce possible ?

— Les hommes, dans cette famille — en fait, les femmes aussi —, sont très grands et très forts et... louches.

— Louches ? Vous avez dit « louches » ?

— Oui, monsieur.

— Et que font des gens louches dans l'hôtel le plus sélect de Miami Beach ?

— Si vous me pardonnez de vous le dire, monsieur, vous n'avez pas travaillé à la réception depuis des années, et on voit plus d'un individu louche demander une chambre.

— Je ne pardonnerai rien. Et si vous laissez le moindre caillou enrayer la superbe machinerie de cette extraordinaire compétition, vous vous retrouverez gardien de parking. À vie. Je veillerai personnellement à ce qu'aucun hôtel digne de ce nom ne vous emploie de ce côté-ci du jardin d'Éden. Compris ?

— Oui, monsieur.

— Très bien. Maintenant, dites-moi exactement ce qui s'est passé.

— Je n'étais pas présent moi-même mais j'ai parlé à des témoins. C'est une famille de Turnipseed et, apparemment, ils sont apparentés à Mlle Dupont. Ils m'avaient déjà donné bien du mal à la réception et l'un d'eux...

— Des Turnipseed ? Qu'est-ce que c'est, ce nom ?

— Et l'un d'eux m'a tout l'air d'être un psychopathe.

À ces paroles, M. Friedkin souleva le postiche de sa tête et le reposa, un geste d'une nouveauté qui sidéra Julian.

— Comment Mlle Dupont pourrait-elle être apparentée à des créatures du nom de Turnipseed ? Elle va remporter le Cosmos, tout le monde sait ça. Et « psychopathe » ? C'est bien ce que vous avez dit ?

Julian sentit qu'il avait intérêt à faire retraite d'un chouia.

— « Psychopathe » est un peu fort, mais ce qui est sûr, c'est qu'il a un regard étrange.

Après tout, n'avait-il pas laissé la famille prendre possession de deux chambres sans décliner leur identité ni déposer d'arrhes ni rien, ce qui suffisait à le faire renvoyer sur-le-champ.

— Un regard étrange, donc, dit M. Friedkin sur le

ton du constat. Julian, vous babillez. Savez-vous que vous babillez ?

— Non, monsieur.

— Eh bien, je vous le dis. Un regard étrange, hein ? Ça ne fait pas un psychopathe, ça. Maintenant — et arrêtez donc de vous balancer comme ça, on dirait que vous avez la danse de Saint-Guy — maintenant, dites-moi qui a été agressé ?

— M. Bill Bateman.

— Bill la Chauve-Souris ?

— Je ne savais pas qu'il portait ce surnom, monsieur. Mais il s'agit bien de Bill Bateman.

— Vous avez dû voir son dos. Il n'y en a pas deux comme ça au monde. Ce ne sont pas des dorsaux qu'il possède mais des ailes, étendues comme celles d'une chauve-souris. L'une des plus belles choses que j'aie jamais vues.

— J'en suis sûr, monsieur.

— Vous n'êtes sûr de rien, sinon vous ne seriez pas là à babiller, Julian.

— Sachant que ces Turnipseed étaient la famille de Mlle Dupont, je n'ai pas appelé la police ni...

— Au nom du Ciel, ne vous risquez pas à appeler la police à la veille du Cosmos. Et ces Turnipseed ne peuvent être les parents d'une jeune femme qui s'appelle Dupont. Mais ne nous occupons pas de ça. N'y pensons même pas. Par contre, Julian, consacrons notre attention aux seuls sujets qui comptent. Et, pour commencer, qu'a donc fait subir la bande de Turnipseed à la Chauve-Souris ?

— Ils lui ont fait une RCP, monsieur.

— Une réanimation cardio-pulmonaire ?

— Oui, monsieur.

— Bon dieu, ces putains de stéroïdes. Il a eu une crise cardiaque ?

— Non, monsieur.

— En tout cas, une RCP n'est pas une agression.

— Il n'en voulait pas, monsieur.

— Il ne voulait pas quoi, Julian ? demanda M. Friedkin. Savez-vous que vous commencez à m'exaspérer ?

— La réanimation, monsieur.

— Il n'en voulait pas ?

— Non, et il n'en avait pas besoin non plus.

— Alors, pourquoi ont-ils fait ça ?

— Ce n'est pas tout à fait clair.

— Y a-t-il quelque chose de clair dans cette histoire ?

— Pas vraiment, monsieur. C'est pourquoi j'ai préféré vous en parler. Les Turnipseed se sont jetés sur lui — je parle de la Chauve-Souris —, l'ont plaqué à terre, lui ont fait du bouche-à-bouche, lui ont martelé la poitrine et l'un d'entre eux, celui qui a un regard étrange, l'aurait étranglé.

— Celui que vous traitez de psychopathe aurait étranglé Bill la Chauve-Souris ?

— À la piscine, monsieur.

— Vous l'avez déjà dit, bordel ! Et puis qu'est-ce que ça fout que ce soit à la piscine ou ailleurs ?

— La moitié des concurrents ont été témoins de la scène, monsieur, et ils ont peur.

— Peur ? Peur dans l'hôtel le plus sélect de Miami Beach ?

— Oui, monsieur.

— Et peur de quoi, vous pouvez me le dire ?

— D'être jetés à terre, de subir un bouche-à-bouche, de se faire marteler la poitrine et étrangler. Les Turnipseed les ont fait fuir.

— Fuir ? Et où donc ? Pas de l'hôtel, j'espère ?

— Non, c'était une façon de parler, monsieur. Personne — du moins, à ma connaissance — n'a encore quitté le Blue Flamingo.

— Et personne ne le quittera. Sauf, peut-être, les Turnipseed, en vérité. Rien, Julian, rien, vous entendez, ne gâchera une œuvre à laquelle je travaille depuis si longtemps. Les hommes et les femmes qui vont s'affronter sont les membres d'une tribu à laquelle j'appartiens moi-même.

Il retrouva un geste auguste pour balayer murs et trophées.

— À qui ces trophées appartiennent-ils, Julian ?

— À vous, monsieur.

Julian regarda les effigies à la dorure factice de ces petits géants figés dans des postures de chiens d'arrêt, aux socles gravés de dates et de titres tels que le « Roi de la Rivière de Cristal » et, sous le titre, un nom : Dexter Friedkin. Il soupçonnait aussi l'afficheur de ces glorioles de les avoir fait faire à la douzaine et de ne jamais avoir approché une compétition autrement qu'assis dans le public.

— Oh, des triomphes modestes, j'en conviens, dit M. Friedkin, mais personne ne pourra dénier mon appartenance à la grande tribu des sculpteurs de corps. Vous êtes d'accord, Julian ?

— Absolument, monsieur.

M. Friedkin croisa de nouveau ses doigts et pivota deux fois sur son luxueux fauteuil directorial en cuir, avant de s'immobiliser face à Julian et de fixer sur lui un regard qu'il appelait son regard Dale Carnegie[1], ni belliqueux ni menaçant, un regard

1. Dale Carnegie (1888-1955) s'est rendu célèbre dans les années 30 avec un best-seller intitulé *How to win friends and*

empreint de confiance en soi, de solidité, un regard de battant, destiné à rassurer et à inciter les subalternes à se dépasser. Tous les grands capitaines d'industrie possédaient ce regard-là, et M. Friedkin s'y exerçait tous les matins en se rasant.

— Vous et moi, Julian, nous préserverons ce que j'ai amassé. Avez-vous une idée du nombre de vice-présidents dans le monde du bodybuilding que j'ai dû convaincre de tenir le Cosmos au Blue Flamingo ? Savez-vous combien d'autres grands hôtels, combien d'autres grandes villes voulaient cette compétition ? Vous représentez-vous les négociations intenses qui ont amené la chaîne ABC à couvrir l'événement pour sa célèbre émission « Le monde des sports » ?

Julian savait surtout que M. Friedkin était lancé dans un de ces discours qui ne souffraient pas d'interruption, aussi concentra-t-il son attention sur les toits de Miami, brillant comme des os blanchis sous un soleil écorcheur, qu'on voyait par la fenêtre derrière M. Friedkin.

— Vous imaginez-vous, Julian, la logistique mise en place pour faire venir ici ces plus beaux spécimens de la race humaine des quatre coins du globe ? Mesurez-vous la publicité qui, affluant de tous les horizons, élèvera le Blue Flamingo dans le ciel de la renommée ? Et avez-vous pris le temps de remarquer combien de responsables politiques — du gouverneur au chef de la police — nous soutiennent dans cette ambitieuse entreprise et voient leurs noms à l'affiche de ces jeux Olympiques du muscle ?

---

influence people qui donne des recettes pour devenir un « gagneur ».

Et qui est responsable de tout cela, Julian ? L'homme qui est devant vous. Le travail, l'organisation, l'idée même, le... le... génie — oui, le mot n'est pas trop fort — sont signés Dexter Friedkin. Quand je pense que tout est parti de ce modeste bureau.

Son regard se promena un instant sur les trophées pour revenir en ventouse sur Julian.

— Alors, qu'en dites-vous ?

Julian connaissait la réponse.

— J'attends vos instructions, monsieur.

Friedkin eut un bruit de gorge que Julian connaissait bien. Loin de traduire la réflexion que voulait lui faire exprimer Friedkin, le raclement des amygdales ne trahissait que son embarras. Julian connaissait aussi la suite.

— Julian, je vais vous poser une question qui relève de la pure spéculation : si la compétition du Cosmos — autrement dit, le prestige que me rapportera sa tenue au Blue Flamingo — m'obligeait à abandonner ce fauteuil pour m'élever jusqu'aux plus hauts échelons de la direction, et ainsi vous permettre de prendre ce fauteuil-ci, que feriez-vous, si vous deviez résoudre un problème tel que celui que vous me soumettez ?

Julian avait pressenti la question et préparé sa réponse.

— Je ferais tout pour calmer la Chauve-Souris, en lui offrant, par exemple, de pourvoir à ses dépenses durant son séjour parmi nous, et j'essaierais de convaincre les Turnipseed d'accepter des chambres plus confortables dans un autre hôtel de la plage. À nos frais, cela va de soi.

— Une meilleure installation ? Il n'y a pas de chambres plus confortables que celles du Blue Flamingo.

— En réalité, je prévoyais de leur donner des suites à la place des chambres qu'ils occupent en ce moment.

— À nos frais ?

— Dépenser de l'argent pour gagner de l'argent, répliqua Julian, citant l'un des axiomes favoris de M. Friedkin.

M. Friedkin se racla de nouveau la gorge.

— Oui, dépenser de l'argent pour gagner de l'argent, dit-il, pensif.

— Si on garde ici les Turnipseed, on risque de perdre le Cosmos.

— Très bien, Julian, voilà ce que vous allez faire. Vous allez vous efforcer de calmer la Chauve-Souris en lui offrant, par exemple, de pourvoir à ses dépenses pendant son séjour parmi nous et essayer de convaincre les Turnipseed d'accepter des chambres plus confortables dans un autre hôtel de la plage. À nos frais, cela va de soi...

— Mais, monsieur...

— Je sais, Julian, il n'y a pas de chambres plus confortables que celles du Blue Flamingo. En réalité, je prévoyais de leur donner des suites à la place des chambres qu'ils occupent en ce moment. Que pensez-vous de ces mesures ?

— Brillantes, monsieur.

— Et c'est précisément pourquoi j'occupe ce bureau et que vous vous dandinez devant, dit M. Friedkin. Et maintenant, allez accomplir votre tâche.

— Oui, monsieur.

Julian avait la main sur la poignée de la porte quand M. Friedkin demanda :

— En sortant, dites à Mlle Beverly que j'ai besoin de ses services.

Julian venait à peine de refermer la porte qu'une grande et mince jeune femme, au maquillage excessif, entra et traversa le bureau de M. Friedkin d'un pas souple et déhanché, un bloc-notes à la main.

— Mademoiselle Beverly, je dois m'atteler à une correspondance très ennuyeuse.

— Mais je vous en prie, monsieur.

Elle posa stylo et calepin devant M. Friedkin et, relevant sa jupe de quelques centimètres pour mieux s'agenouiller, elle se glissa sous le bureau et ouvrit la braguette du directeur.

M. Friedkin prit le stylo et rapprocha de lui le bloc-notes. Une expression béate se peignait maintenant sur son visage et il demanda doucement :

— Voilà qui compense largement l'ennui d'une tâche plumitive, n'est-ce pas, mademoiselle Beverly ?

Lui parvint de sous le bureau un son mouillé et étranglé. C'était la réponse que M. Friedkin obtenait toujours à la question qu'il posait toujours, réponse qu'il interprétait invariablement comme une approbation.

CHAPITRE 6

Shereel but la dernière gorgée de ses quinze centilitres d'eau minérale la Croix-Artésienne — garantie pure et sans sodium. Elle cueillait de sa langue rose et pointue les dernières gouttes perlant au bord du verre quand le téléphone sonna.

Russell décrocha.

— C'est qui ? demanda-t-il.

Il ne répondait jamais autrement au téléphone. Craignant qu'elle ne s'octroie en douce une lampée, il garda l'œil sur la bouteille d'eau posée devant Shereel. On ne pouvait même pas faire confiance à une championne ici-bas. Surtout quand elle mourait de soif.

— Mur, qu'est-ce que tu fous sur ma ligne ? aboya-t-il.

Puis, continuant d'épier Shereel :

— Non, je connais pas de Julian.

Lui aussi, comme Shereel, était remonté à cran à l'approche du show. Le sang battait à ses tempes. Il avait l'impression que c'était lui qui participait. Il en avait les sens aiguisés et n'était pas d'humeur à plaisanter. Il se sentait dangereux. Il était dangereux.

— Qu'est-ce que tu dis, tête de nœud ? grogna-t-il,

le visage assombri. Oh, Julian Lipschitz. Dis à cet enfoiré qu'il a ma sympathie mais que c'est pas une raison pour que je lui parle.

Il allait raccrocher quand il pressa plus fort le combiné contre son oreille et écouta, silencieux, en jetant des regards à Shereel. Elle avait les yeux fixés sur la bouteille d'eau embuée.

— Dis-lui que nous pouvons pas l'aider pour ça, dit-il. Dis-lui que nous avons le monde à conquérir. Qu'il se démerde avec son hôtel et qu'il nous foute la paix. Et pendant que tu y es, dis-lui qu'il devrait faire quelque chose pour son nom. Il y a urgence, parce que « Lipschitz », ça fait fuite de gaz.

Il se tut de nouveau et mit la bouteille d'eau hors de portée de Shereel qui la couvait du regard.

— Son nom ? Et alors, quoi son nom ? Turnipseed ? Qu'est-ce que j'en sais ? Demande plutôt à Lipschitz, il a le même problème. Non. Aucun commentaire là-dessus. Et tu sais ce que je pense, Wallace ? Je pense que tu devrais sortir un peu de mon existence. Parce que là, t'es déjà dans la merde jusqu'au cou.

Il attrapa la bouteille et la vida sous les yeux de Shereel.

— Il a dit ça, hein ? Demande à Lipschitz s'il a déjà toussé avec des côtes cassées. Menacer, moi ? Allons, Mur, tu sais bien que je menace jamais personne.

— Qui est-ce ? C'est Wallace ? demanda Shereel, tournant sa langue dans sa bouche, qui était déjà sèche. Elle n'était pas sûre de pouvoir cracher.

Russell l'ignora et jeta un regard à la chambre dévastée.

— Non, il peut pas monter ici, dis-le-lui. La salle de conférences ? Quelle salle de conférences ?

Il resta muet pendant un moment, les yeux au plafond.

— D'accord, dès qu'on pourra. Et arrête de me remercier, putain de merde. Reste pas sur mon chemin, c'est tout, occupe-toi de ta gonzesse et laisse-moi m'occuper de la mienne. Dupont, putain. Mlle Shereel Dupont.

Il raccrocha et regarda par la fenêtre.

— C'était Wallace ? demanda de nouveau Shereel.

— Oui.

— Et Lipschitz, c'est quoi ?

— Rien que le nom d'un bonhomme.

— Un nom ?

— Ouais, un nom. Même un directeur d'hôtel a un nom.

— Qu'est-ce qu'il voulait ? La femme de ménage lui a dit que tu avais cassé tous les meubles ?

— Que *nous* avions cassé. Mais il s'agit pas de la chambre. C'est à propos des Turnipseed. Lipschitz a demandé à Mur de nous appeler. Il dit qu'ils sont devenus amoks.

— Amoks ?

— Oui, une façon de parler pour dire « dingues ».

— Ma famille n'est pas dingue.

— Un peu qu'elle l'est ! Mur était aux premières loges, à la piscine. Il a vu la bande agresser la Chauve-Souris.

— Ils l'ont pas agressé, ils voulaient lui porter secours, le réanimer.

— Réanimer en le jetant à terre, en le bourrant de coups et en l'étranglant. Mais c'est pas ça, le problème. Le problème, c'est que Mur a parlé à ton père et à tes frères, à Clou aussi, d'après ce que je sais.

— Ça m'étonnerait. Pardonne-moi de te le dire

mais Wallace, c'est pas un nègre de chez nous et je vois personne dans la famille — et encore moins Clou — parler à un nègre étranger.

— Mur sait très bien faire l'oncle Tom quand ça le sert. Il a dû leur donner du « patron ». Ouais, je l'entends d'ici : oui, pat'on, si'ouplaît, pat'on, me'ci, pat'on.

— Dans ce cas, ils lui ont peut-être parlé ; ils ont peut-être même eu une longue et gentille conversation avec lui.

— Ouais, compte sur Mur pour ça et le problème, il est là.

— Je comprends pas.

— Mur, lui, a compris. Il est persuadé que tu t'appelles Dorothy Turnipseed.

— Mais il se trompe pas, c'est mon nom, se récria-t-elle.

Il alla vers elle et, lui emprisonnant la tête entre ses paumes, attira son visage près du sien. Quand il parla, sa voix fusa comme un jet de vapeur d'un compresseur.

— Tu t'appelles pas et tu t'es jamais appelée Dorothy Turnipseed. Rentre-toi ça dans le crâne. Ton nom, c'est Shereel Dupont.

— Je l'ai pas oublié, Russell, mais mon père et mes frères tueraient le premier qui insulterait le nom de Turnipseed.

— Et moi, je tuerais le premier qui t'empêcherait de devenir Miss Cosmos.

— Merde, tu en serais bien capable.

— J'en serais capable, crois-moi.

— Je te crois, Jésus en est témoin.

— Laisse ton putain de Jésus où il est. Je suis le seul qui compte ici.

— Qu'est-ce que voulait Wallace ?

— Il s'agit pas de ce que lui voulait, mais de ce que Lipschitz voulait.

— Et alors ?

— Il veut nous parler. On a rendez-vous à la salle de conférences.

— Pour nous dire quoi ? demanda-t-elle, le souvenir de mois de souffrances et d'efforts venant lui rappeler qui elle était et pourquoi ce calvaire.

— Si on le savait, on aurait pas à y aller, non ?

— Occupe-toi de ça, Russell. Je suis trop sèche pour me taper un Lipschitz.

— T'es pas sèche. Je te dirai quand tu es sèche.

— Je peux pas bouger si je bois pas un peu d'eau.

— Un peu que tu peux bouger. Je suis là pour que tu arrives là où je veux t'emmener depuis le jour où je t'ai rencontrée. Et arrête de penser à boire. Imagine que l'eau existe pas, qu'elle a pas encore été inventée.

— Espèce de pourri.

Il lui tapota l'épaule avec affection.

— C'est comme ça que je t'aime, dit-il, se dirigeant vers la porte.

— Tu as jamais aimé personne d'autre que toi.

Il s'immobilisa un instant et, sans se retourner, répliqua :

— C'est presque vrai. La vérité, c'est que j'ai jamais aimé rien d'autre que gagner. Autrement dit, vaincre les autres. Dans la vie, il y a les vainqueurs et les vaincus. J'ai pas fait souffrir ma mère à la naissance pour faire partie des vaincus.

— Et dire que c'est toi qui traites de dingues les Turnipseed.

— Oublie pas de mettre tes lunettes de soleil et de

boucler ton peignoir jusqu'au menton. Lipschitz nous attend.

— Laisse-le attendre. Je vais pas me presser pour un type qui s'appelle Lipschitz.

— Et si tu te pressais pour un type qui s'appelle Russell Morgan ?

— Et si tu me léchais le cul ?

Il tourna vers elle un sourire sans humour.

— Shereel, la moitié des hommes sur cette putain de terre se couperaient les lèvres pour te lécher le cul.

— Allons voir ce Lipschitz. Ça vaudra toujours mieux que de t'entendre dire des conneries.

CHAPITRE 7

La salle de conférences était grande et lambrissée de chêne foncé. Vingt chaises de cuir flanquaient de chaque côté une longue table. Mais ce que vit d'abord Russell en entrant, ce furent les yeux de Clou. Et il sut qu'il lui faudrait soutenir le regard que Clou fixait sur lui, ne pas céder le premier. Ce n'était pas le moment de se montrer intimidé. Il comprit aussi pourquoi on l'appelait Tête de Clou. À cause des yeux, plats, d'un noir mat. Rien ne différenciait l'iris de la pupille. Deux taches d'encre solide, impénétrables comme l'expression de son visage.

Clou était renversé en arrière sur une chaise dans un coin, au fond de la salle, et se curait les ongles avec le plus grand couteau que Russell eût jamais vu. Apparemment, un cran d'arrêt, mais Russell n'aurait jamais pensé qu'un cran d'arrêt pût être aussi long.

— Comment ça se fait que tu sois en peignoir, femme, ma sœur ? demanda Clou d'une voix aussi plate que ses yeux. Tu as froid ou quoi ?

Il parlait à Shereel, mais sans quitter des yeux Russell et ses lèvres semblaient à peine remuer.

— Ce serait trop long à expliquer, dit Russell.

C'était dit avec une rage sourde. Clou signifiait emmerdes et Russell voulait lui faire comprendre dès le départ que s'il cherchait des emmerdes, il trouverait à qui parler.

— Ça fait partie de la préparation à la compétition. Ça fait partie de la stratégie. Voilà pourquoi elle porte un peignoir.

Les yeux de Clou se déplacèrent vers Shereel.

— C'est lui, femme, ma sœur ? demanda-t-il.

Il bougea les épaules et la chemise déboutonnée qu'il portait par-dessus son caleçon de bain s'ouvrit et Russell vit le cœur tatoué sur la poitrine et DÉCOUPE SUIVANT LE POINTILLÉ et SI TU PEUX.

— Personne m'a appelée femme, ma sœur, depuis que j'ai quitté la maison, Harry.

Russell la regarda et il la vit sourire d'un beau et franc sourire, comme il ne lui en avait jamais vu.

— Et j'ai été appelé Harry par personne d'autre que m'ma, depuis que j'ai arrêté d'étrangler ces merdes jaunes pour Lyndon Johnson, la démocratie et l'amour de Dieu, que le diable l'encule, celui-là.

— T'as pas changé, Clou, dit Shereel.

— Ouais, on dirait, hein ? C'est lui ? demanda-t-il, désignant Russell de son couteau.

— Lui qui ? dit Russell.

— Oui, répondit Shereel.

— Qu'est-ce qu'il a ? Il s'est fait gonfler avec une pompe à vélo ? Mais si c'est toi qui dis que c'est Russell Muscle, alors je veux bien le croire. Merde, faut bien faire quelque chose dans la vie.

— Je m'appelle Russell Morgan, dit Russell, avec un regard mauvais vers Shereel.

— Pas la peine de me regarder comme ça, Russell, dit-elle. C'est juste quelque chose que j'ai écrit dans une lettre.

— Ouais, une lettre où je me fais appeler Russell Muscle ?

— Faut pas le prendre mal, mec, dit Tête de Clou. Merde, qu'est-ce qu'il y a de mal à avoir un surnom ? J'en ai bien un. Clou ou Tête de Clou, on m'appelle.

La façon avec laquelle il appuya la pointe du cran d'arrêt sur le bout de sa langue fit frissonner Russell aussi sûrement que si un glaçon lui avait glissé dans le dos. Il n'avait pas envie de s'attarder, et ce con de Lipschitz qui n'était pas là.

— J'ai reçu un appel d'un M. Julian Lipschitz, dit-il.

Clou martyrisait sa langue avec son couteau et Russell se demanda s'il n'allait pas la couper en deux devant eux. Il écarta enfin la pointe de sa bouche et répondit :

— Ouais, Julian Lipschitz. C'est-y pas un miracle du bon Dieu ? Il vient frapper à la chambre pour parler à Fonse, mais Fonse et les autres sont partis à la recherche d'un Colonel Sanders, pour rapporter du poulet frit. Il y a rien qui soit mangeable dans cette turne.

— Et alors ? demanda Russell, impatient.

— Et alors, c'est à moi qu'il a parlé. À votre place, j'essaierais pas de le voir.

— Tête de Clou, qu'est-ce tu lui as fait ? dit Shereel.

— Moi ? Mais rien du tout.

— Alors pourquoi Lipschitz ne vient pas ? insista-t-elle.

— Il a changé d'avis.

— Mais c'est pourtant lui qui avait décidé de ce rendez-vous, dit Russell.

— Ouais, c'est ce qu'il m'a dit, mais j'lui ai fait remarquer que c'était pas la peine.

— Vous lui auriez pas fait remarquer avec ce couteau ? demanda Russell.

— Moi et mon couteau, ça fait un bail qu'on se connaît, dit Clou. Je pensais que vous auriez le bon sens de rien dire sur mon couteau, Muscle.

— Je m'appelle Russell Morgan.

Clou se leva et son regard alla brièvement de sa lame à la fenêtre avant de se coller sur Russell.

— Votre putain de nom, c'est mon couteau et moi qu'on en décide. Vous pigez, la gonflette ?

— J'ai rien à piger, dit Russell. Il y a des lois pour des types comme vous.

Clou sourit, et ses minces lèvres rouges rappelèrent à Russell une coupure à la gorge.

— Il y a rien pour des types comme moi, dit Clou. Personne a jamais fait une loi en pensant à moi.

Il marqua une pause et reprit :

— C'est vrai qu'on a un problème avec les noms, mais on a déjà parlé des nôtres, Muscle.

Russell ouvrit la bouche mais Clou leva une paume calleuse et Russell referma son clapet sur un mot avorté.

— Les nôtres sont que des surnoms, ils comptent pas. Mais il y a d'autres noms, des vrais, des qui sont écrits avec le sang. Si vous déconnez avec ces noms-là, vous déconnez avec le sang. Et on prend pas ça bien dans le pays d'où je viens.

— Clou, c'est rien qu'un nom de scène, intervint Shereel d'une petite voix. Rien qu'un nom pour le travail.

Sa peur donnait à sa voix un accent de vérité et elle réprima un frisson à l'idée que Clou découvre que Russell lui avait fait légaliser son changement de patronyme.

Pendant que Shereel parlait, Clou traversa la salle et s'arrêta devant elle. Russell, qui tremblait de colère et de peur à la fois — chose qu'il n'aurait pas avouée sous la torture mais qu'il reconnaissait bien volontiers en son for intérieur —, ne put qu'admirer la grâce féline avec laquelle Clou s'était déplacé. Pas de doute, il y avait là une vraie puissance. Hélas, cette puissance allait de pair avec une folie imprévisible.

La main de Clou, celle tenant le couteau, décrivit un arc gracieux et, avec une précision chirurgicale, la lame trancha net le bouton supérieur du peignoir de Shereel. Russell ne comprit ce qu'avait fait Clou qu'en voyant le bouton rebondir sur le mur.

— Clou, non.

La voix de Shereel était celle d'une petite fille terrorisée.

Un éclair de lame, et un deuxième bouton roula à terre. Quand le troisième sauta, le col du peignoir s'ouvrit, dévoilant les seins tendus, fermes, les mamelons comme deux fraises des bois sur la peau caramel. Shereel ne bougeait pas. Elle semblait ne pas respirer. Russell, stupéfait, restait coi. Ce n'était pas tant la nudité de Shereel qui le clouait que l'incroyable dextérité de Clou avec son couteau. Ce type pouvait sûrement vous dépiauter la bite sans même effleurer le gland. Et, tandis que les boutons sautaient les uns après les autres, Russell sentit la peau de ses couilles se ratatiner subito. Et en même temps que ses couilles se faisaient toutes petites, grandissait la certitude qu'il n'y avait que deux façons de s'en sortir avec Clou : le tuer ou le mettre de son côté et l'y garder.

Dernier éclat de lame, et Shereel fut nue, à l'exception de son string, minuscule triangle de soie jaune, et des pans du peignoir qui l'encadraient.

Le regard de Clou se promena longuement sur Shereel et son string d'où s'échappaient quelques poils blonds et soyeux. Elle se sentait encore pleine du sperme de Russell.

— Jaune, dit enfin Clou. J'aime ça. Ma couleur préférée au monde, juste avec ma petite chatte en personne.

— Vous avez pas besoin de parler comme ça, Clou, dit Russell.

Sans ôter les yeux du triangle où les cuisses allaient à la rencontre du ventre, Clou dit :

— Besoin, vous dites ? Qu'est-ce que le besoin vient foutre ici ? Mon couteau et moi, ça fait longtemps qu'on connaît plus le besoin. Je suis pas ici pour parler de besoin mais de noms. De noms et de sang.

Il tendit la main comme s'il allait arracher l'un des seins de Shereel, mais laissa seulement sa paume glisser le long du torse et du ventre musclé, pour s'arrêter au bord du string.

— Là où il y a ma main, c'est du sang de Turnipseed qui bat.

Il se tourna vers Russell.

— Alors vous pouvez m'expliquer pourquoi on l'appelle Dupont, ici ?

Shereel s'écarta de lui.

— Clou, je l'ai écrit dans mes lettres, et Shereel Dupont est en toutes lettres sur les photos que j'ai envoyées à la maison.

— Merde, je le sais, dit Clou. Earline nous les a lues cent fois, tes lettres, mais c'est pas des lettres et des photos qu'on parle. C'est de sang. Ton père et ta mère t'ont pas appelée Shereel Dupont.

— C'est moi qui lui ai donné ce nom, intervint Russell, et j'avais de bonnes raisons pour...

Mais Clou le coupa net.

— Devez être de New York ou de Californie, vous, hein ?

— Californie.

— J'm'en doutais. Maintenant, si j'étais à votre place et que je me trouve devant un type qui a une lame de trente centimètres à la main, je fermerais ma gueule pendant qu'il vous parle du nom qui s'écrit avec le sang.

Mais pour Russell, le Cosmos était plus important que le sang — y compris le sien — et tant pis s'il risquait de le perdre.

— Il s'agit pas de sang, Clou, il s'agit d'argent.

Clou se tourna vers lui.

— D'argent ?

— D'argent.

— Monsieur Muscle, j'ai au parking un pick-up Chevrolet tout neuf et payé cash et j'ai cinq cents dollars en fouille. Je m'intéresse pas à l'argent et j'ai l'impression que, dans ce putain d'hôtel, c'est rien qu'enfants de putain et compagnie. J'ai l'impression qu'on entend pas bien ce que je dis et, tôt ou tard, c'est mon couteau qui parlera et j'connais pas de connard qui comprenne pas quand c'est mon couteau qui parle.

Malgré sa trouille, Russell, le regard rivé sur la lame, décida de pousser son jeu.

— Eh bien, voyons si j'arrive pas à me faire comprendre. Donnez-moi cinq minutes. Si vous voulez pas de ce que j'offre, on en parle plus, mais vous devez savoir que tout ça, c'est pour Shereel. Pour le bien de Dorothy. C'est tout pour elle et rien que pour elle. Même le nom qu'elle a pris, c'est pour arriver là où elle doit arriver. Répondez-moi, Clou. Est-ce que vous l'aimez ?

— Quoi ?

— Est-ce que vous l'aimez ?

— Aimer est un mot avec lequel j'ai jamais fait beaucoup de route.

— Alors, est-ce vous avez de l'affection pour elle ?

— J'suis à près de mille bornes de chez moi, non ? Ouais, j'ai de l'affection pour elle, mais c'est pas vos affaires. Elle est même comme qui dirait, ma fiancée. Et on est pas fiancé si on a pas de l'affection et tes putains de cinq minutes sont presque terminées.

— Il y a une grande compétition demain, le Cosmos et...

— Vous me prenez pour un demeuré ? Je sais lire. Je sais qu'il y a une compétition.

— Si Dorothy — sous le nom de Shereel Dupont, parce que c'est sous ce nom que les gens du milieu la connaissent — si Dorothy gagne, et elle gagnera si personne vient foutre la merde, si elle gagne, donc, elle se fera plus d'argent que vous et moi on pourrait en compter pendant toute une vie.

— Y a pas autant d'argent dans le monde.

— Shereel, dis-lui.

— Ça irait jusqu'au million de dollars. Pas d'un coup mais au bout d'un certain temps.

— Z'êtes en train de me dire qu'elle pourrait empocher un million de dollars ?

— Ouais, Clou. Shereel, enlève ton peignoir.

— Fais pas ça, dit Clou.

— Ça va bien, Clou, dit-elle. C'est les affaires, rien que les affaires.

Elle laissa choir le peignoir derrière elle et lentement tourna devant Clou.

— Ta petite culotte, elle tient comment ? Par succion ? dit Clou.

Shereel planta son regard dans le sien.

— Elle tient sur le corps le plus beau du monde, Clou. Et c'est pour ça que je suis ici.

— Est-ce qu'elle ressemble à la fille que vous connaissiez quand elle est partie ? demanda Russell.

— Qu'est-ce qui est arrivé à ses nichons ?

— Les nichons comptent pas dans cette compétition, Clou, dit Shereel.

— Ça vaut mieux parce que j'en ai vu de plus gros sur les sergents dans les marines.

— Et le reste, Clou, qu'est-ce que vous en pensez ? demanda Russell.

Clou la regarda longtemps, puis il baissa les yeux sur son couteau. Il appuya sur un bouton et le referma. C'était bien un cran d'arrêt, pensa Russell. Clou glissa l'arme dans un étui attaché à son ceinturon.

— Alors ? fit Russell.

— J'ai jamais vu une seule femme comme elle, dit Clou d'une voix sourde que Russell ne lui avait pas encore entendue.

— Jamais ?

— Non, jamais.

— Maintenant, vous savez, dit Russell. Oui, il n'y a pas une seule autre femme comme elle dans le monde. Et elle remportera le Cosmos demain, si personne vient se foutre en travers de son chemin.

Nue, hormis le triangle de soie, Shereel vint se blottir contre Clou. Russell le vit fermer les yeux et l'entendit pousser un long soupir.

Shereel avait les bras autour de Clou, les doigts enfoncés dans les cheveux noirs couvrant sa nuque épaisse.

— Aide-moi, Clou, murmura-t-elle. Je t'en prie, aide-moi. Je me suis battue comme une chienne pour en arriver là, alors dis-moi que tu m'aideras à rapporter ma victoire à la maison. Je savais pas ce que le mot souffrir voulait dire avant que je me lance là-dedans.

Russell vit les énormes pognes rougies par le soleil de Clou s'emparer des fesses dures et parfaites de Shereel et il sentit son scrotum se relâcher enfin et ses couilles se remettre à battre comme deux petits cœurs. C'était une victoire et une défaite à la fois. Russell ne savait s'il devait pleurer ou rire, sortir en courant ou se jeter sur Clou.

Clou résolut le problème pour lui.

— J'comprends rien à tout ça, femme, mais le Clou est enfoncé jusqu'à l'os et il tiendra le coup. Le premier qui déconne avec toi aura affaire à Clou.

Puis, sans relever son visage qu'il avait enfoui dans le cou de Shereel, il dit :

— Monsieur Morgan, je crois qu'on vous demande ailleurs.

— Exact, Clou, j'y vais.

Et Russell se dirigea vers la porte, les couilles ne battant plus la chamade mais les tambours du diable.

CHAPITRE 8

M. Friedkin ne se regardait jamais dans la glace sans être coiffé de sa moumoute, même pour se raser. Le postiche était la première chose qu'il mettait le matin et la dernière qu'il enlevait le soir. Redoutant que sa perruque ne lui fausse compagnie durant la nuit, il n'avait pas couché avec une femme depuis son trentième anniversaire, plus de vingt ans plus tôt. Mais il compensait joliment ce manque, grâces soient rendues à Mlle Beverly. Des Mlle Beverly, il y en avait eu toute une enfilade au fil des ans, mais l'actuelle dominait de loin le lot. Il avait dû lui concéder quatre augmentations de salaire au cours de l'an passé, mais que diable, on ne pinaillait pas avec les conditions de travail et puis, de toute façon, ça partait dans les frais généraux. De toutes les Beverly qui avaient défilé, il ne lui restait que le souvenir de leurs bouches et de leur zèle ou de son absence. Parce que, s'il y avait une chose que M. Friedkin ne savait et ne pouvait tout bonnement tolérer, c'était une pipe dénuée d'ardeur. Toutes, il les avait baptisées Beverly. De leurs vrais noms, il n'en avait rien à foutre ; il ne voulait même pas le savoir. Tout cela se passait dans la plus stricte intimité. Le personnel de l'hôtel accomplissait ses tâches sans poser de questions. Que l'on dérogeât à cette règle, et c'était la porte illico.

Avec les années, il avait réussi à rassembler un groupe de fidèles et loyaux sujets, car c'était ainsi qu'il les considérait : comme des sujets. M. Friedkin n'était pas un homme inculte. Il connaissait son Machiavel. Certains de ses sujets l'aimaient, d'autres le haïssaient, mais tous le craignaient. Il sentait leur peur suinter sitôt qu'ils étaient en sa présence, une odeur aigre et musquée à la fois qui était pour lui le parfum le plus enivrant du monde.

Mlle Beverly avait officié par deux fois encore depuis le passage de Julian ce matin-là, allégeant d'une bouche gourmande le pensum que représentait la correspondance d'un grand hôtel ; aussi M. Friedkin, au mieux de sa forme, éprouva-t-il le besoin d'aller se regarder dans la glace. Il se leva pour se rendre dans sa salle de bains privée. Au même moment le téléphone sonna.

Il décrocha.

— M. Lipschitz veut vous voir, glapit la voix de Mlle Spaulding, jeunesse terne et besogneuse qui abattait tout le travail du bureau et dont la bouche n'aurait jamais pu prononcer le mot même de pipe sans lui donner un bien vilain sens.

— Mademoiselle Spaulding, il me semble vous avoir dit — non, je suis sûr de vous avoir dit — de vous borner à noter les appels. Dites à M. Lipschitz qu'il sait ce qu'il doit faire et qu'il le fasse.

— Mais c'est qu'il est hystérique, monsieur Friedkin...

— Hystérique ? Vous avez dit hystérique ? Vous savez très bien que l'hystérie est interdite au Blue Flamingo.

— Et il est blessé...

— Blessé ? Ce n'est pas possible. Voilà une chose que je n'accepte pas.

— Il arrive, monsieur, et je ne peux pas l'ar...

Mlle Spaulding n'eut pas le temps de terminer sa phrase que Julian faisait irruption dans le bureau, les yeux hagards et injectés de sang, le nez et la lèvre supérieure barrés d'un pansement de gaze, qui l'obligeait à ouvrir la bouche comme une carpe.

— Ch'uis coupé, dit-il d'une voix étranglée.

— Coupé ? répéta M. Friedkin, portant les deux mains à sa moumoute.

— Oui, coupé, bon ch'ang !

S'exhortant au calme tout en fourrageant avec des doigts fébriles dans son couvre-chef, M. Friedkin dit :

— C'est impossible. Vous savez comme moi que personne au Blue Flamingo n'a le droit de...

— Et cha, ch'est quoi, crétin ? énonça Julian d'une voix polaire et belliqueuse, une voix que jamais M. Friedkin n'aurait reconnue s'il n'avait vu de ses propres yeux Julian arracher la gaze de son nez.

Deux croûtes de sang brunâtre lui maculaient les narines, entaillées chacune de quelques millimètres.

— Dieu du Ciel, Julian ! s'écria M. Friedkin, s'accotant du ventre à son bureau.

Les rares fois où il avait vu le sang, le sien compris, il avait vomi. Et il ne lui en fallait pas beaucoup, du vermillon, bien moins que ces deux crottes noires qui décoraient les trous de nez de son Julian.

— Putain, ch'est tout che que vous trouvez à dire ? « Dieu du Chiel, Julian ! »

Fouetté par tant de véhémence, M. Friedkin rengorgea le flot de bile qui lui léchait la glotte. L'arrachement du pansement avait relancé le saignement, minces serpentins de laque rouge sourdant des ailes du nez.

— Que s'est-il passé exactement, fils ?

Il ne l'avait encore jamais appelé « fils ». Il est vrai que ce genre d'incident était une première.

— J'chuis allé voir les Turnipcheed et j'chuis tombé chur un chertain Clou qui m'a coupé.

— Que vous a-t-il dit ?

— Rien. Il m'a cheulement coupé. Et chi vite que ch'est seulement quand j'ai chenti le chang dans ma bouche que j'ai réalisé che qu'il avait fait.

— Et après, il ne vous a pas dit pourquoi il vous avait coupé ?

— Si, il m'a dit quelque chose, répondit Julian, retrouvant sa voix de réceptionniste, poussé par la force de l'habitude.

— Et alors ? dit M. Friedkin qui faisait des prières pour que Julian veuille bien remettre la gaze sur son nez et arrête — ou au moins dissimule — les filets de sang.

— Il a dit : c'est pour rien, enfoiré. Maintenant, tu dis un mot et tu vas voir si c'est le nez que je te coupe.

— Et que lui avez-vous répondu ?

— Non, mais c'est quoi, ce jeu, vieux con ? postillonna Julian, cramoisi de rage. Questions pour un champion ?

La dernière fois que M. Friedkin avait vu un visage s'empourprer de la sorte, le bonhomme n'avait pas une entaille au bout du nez mais une attaque. Naturellement, l'apoplexie était annoncée ; le vieux avait quatre-vingt-six ans et il venait d'arroser son café matinal, dans la salle de restaurant de l'hôtel, d'une bonne ligne de méthédrine.

— Traiter votre supérieur hiérarchique de vieux con pourrait vous valoir de graves conséquences, Julian, dit M. Friedkin avec une raideur empesée.

— Et ça, c'est pas conséquent ? cria Julian en se fourrant un doigt dans le nez pour se pencher ensuite par-dessus le bureau et, emporté par son élan, l'agiter jusque sous les traits figés par la nausée de M. Friedkin.

— Je vous en prie, prenez un siège, Julian. Tout peut s'arranger entre hommes civilisés et de bonne volonté.

Julian se laissa choir dans le fauteuil devant le bureau et replaça la gaze sur son nez.

— Le fou qui occupe la quinze cent vingt n'est pas civilisé, dit-il. Et la bonne volonté, il en a jamais entendu parler.

— Mais si Shereel Dupont est une Turnipseed et si ce M. Clou est un parent, on devrait pouvoir trouver un terrain d'entente.

— Il n'est pas de la famille. Je vous l'ai dit, Clou n'est qu'un surnom. Barnes est son vrai nom. Et, pour comble de tout, il se dit le « fille-on-chait » de Shereel.

— Le quoi ?

— Le fiancé, pour nous. Pour lui, c'est comme je vous le dis : « fille-on-chait ». Je crois que c'est pour ça qu'il m'a coupé. Je ne comprenais pas ce qu'il me disait. On pourrait croire qu'il a perdu patience mais non, la patience, il ne sait pas ce que c'est. C'est lui à qui je trouvais un air de pchychopathe. Celui au regard bizarre. Je sais maintenant qu'il n'en a pas seulement l'air mais que c'est un pchychopathe.

— Au nom du Ciel, qu'allons-nous faire ? s'écria M. Friedkin, qui rectifia la position de la moumoute en frétillant des oreilles et en se frictionnant le cuir chevelu, exercice auquel il ne s'était encore jamais livré sous les yeux de Julian. Mais pour l'heure, Julian avait d'autres chats à fouetter que la moumoute de M. Friedkin ; il fallait qu'il pense à son nez.

— Ce que nous allons faire, c'est appeler une ambulance et m'emmener à l'hôpital me faire examiner.

— Et la première chose qu'ils verront, c'est que vous avez été blessé d'un coup de couteau, dit M. Friedkin en se levant. Et ce qu'ils feront tout de suite après, c'est appeler la police, et ce sera le grand naufrage, le Cosmos à l'eau, et nous dans la merde jusqu'au cou.

— Parlez pour vous, dit Julian, dont le nez le lançait si méchamment qu'il se souciait peu de perdre son emploi. Pour l'instant, c'est moi qui souffre.

— Mais je suis là pour prendre soin de vous, tout comme vous prendrez soin des autres le jour où vous occuperez ma place. Laissez-moi examiner ce nez.

M. Friedkin ne bougea pas de derrière son bureau et rengorgea de nouveau un flot de bile rien qu'à l'idée de toucher l'appendice encroûté de sang noir. Pour Julian, la pensée d'avoir séant posé sur le fauteuil du maître eut un effet plus analgésique qu'un shoot de novocaïne. Il en oublia le goût ferreux du sang dans sa bouche et ne se leva pas de son siège pour répondre à l'invitation d'examen de M. Friedkin.

Ils restèrent donc ainsi, en vis-à-vis, l'un debout, l'autre assis, baignant dans leurs incapacités conjuguées, jusqu'à ce que le témoin d'appel du téléphone n'arrache le premier à son immobilité.

— Pour l'amour du Ciel, mademoiselle Spaulding, je ne suis là pour personne ! glapit Friedkin. Pour personne, vous entendez.

Mais il ne raccrocha pas. Il garda le combiné collé à l'oreille et finalement susurra :

— Mais qu'il entre, qu'il entre donc.

Et il se tourna, tout sourire, vers Julian, ayant oublié qu'il s'apprêtait à vomir :

— C'est Russell Morgan. Il arrive. Tout va s'arranger. Russell et moi, ça fait un sacré bail qu'on se connaît.

Ce qui était un mensonge éhonté, à moins de compter toutes les fois où il avait assisté en simple spectateur aux exhibitions triomphales de Russell Morgan, ou bien celles où il se branlait dans les toilettes chez ses parents en feuilletant les magazines consacrés à son idole.

CHAPITRE 9

Wallace Wilson, dit le Mur, possédait la meilleure et aussi la plus massive des prétendantes au titre. Personne — et cela incluait Russell Morgan, son principal adversaire — ne l'aurait contesté. Mais pouvait-elle gagner ? Wallace ne pouvait le savoir. Personne ne le pouvait. Pas même Russell. Surtout Russell. Leurs filles se situaient chacune aux antipodes des canons que le bodybuilding s'efforçait de définir sans, toutefois, y parvenir.

Personne ne savait ni ne s'accordait sur ce que désiraient les femmes ou sur ce qu'elles devaient être, et les intéressées elles-mêmes l'ignoraient. Pour les hommes, c'était simple. Ils devaient être aussi grands, puissants et aussi bien proportionnés que possible et présenter une musculature parfaitement dessinée, où chaque muscle devait être clairement défini et séparé des autres.

Un homme de grande taille en battrait toujours un autre de petite taille. Certes, le remarquable bodybuilder qu'était Frank Zane, homme petit s'il en fut, avait conquis le monde, mais il n'avait pas eu à se mesurer à Arnold Schwarzenegger. Quand Arnold entra dans la compétition, ni Zane ni aucun autre n'eut une seule chance. Arnold n'était pas seulement le plus massif, il était aussi le plus grand, à l'exception peut-être de Lou Ferrigno. Et puis, par-dessus tout, il était bon. Divin.

Et chaque année qu'il avait concouru, il avait conquis le monde. Par sept fois consécutives. Jusqu'à ce qu'il se retire, épouse une héritière et draine dans les salles obscures plus de public qu'on n'en avait jamais vu. Comédien nul, mais qui s'en souciait ? Tout ce qu'il avait à faire, c'était tomber la liquette et dévoiler un corps à faire triquer les mecs comme des ânes et mouiller les gonzesses jusqu'aux genoux. En compétition, dans les figures libres, Arnold apportait la magie, le mystère, le rêve. Surtout l'imagination. Et, depuis que le monde était monde, les rêves de l'homo sapiens n'avaient jamais tourné qu'autour de deux choses : fourrer ou se faire fourrer.

À présent qu'Arnold s'était retiré pour vendre du rêve et du pop-corn, — que les rêves fussent des pétards mouillés, des élucubrations, des miroirs aux alouettes, qui s'en souciait ? C'était le propre des rêves — à présent qu'il avait raccroché ses muscles au vestiaire, un nouveau champion était né : Lee Haney, noir et massif jusqu'à l'incroyable, qui avait déjà remporté le titre mondial six fois de suite et qui battrait certainement le record d'Arnold. Il n'y avait personne à l'horizon capable de le menacer. Chaque année, la compétition se jouait à la deuxième place, derrière Haney.

Mais qu'en était-il des bodybuilders féminins ? Encore une fois, personne ne savait. Tout le monde avait cru tenir la réponse en la personne de Rachel McLish. Elle était musclée, remarquablement proportionnée, mais on pouvait quand même lui demander de passer une robe et la présenter à papa-maman. Or, peu de temps après le règne de McLish, vous aviez beau essayer d'habiller en femme une championne, vous pouviez toujours courir pour la présenter à la famille, parce que vous aviez l'air de vous balader avec un travelo balèze au bras. Hors de la scène et des posings, c'étaient des monstresses. Les juges et les aficionados qui suivaient le développement du sport ne savaient toujours pas à quoi une femme devait ressembler.

C'était un combat de chiens. Une année, une femme de la catégorie poids légers décrochait la timbale ; l'année suivante, c'était un poids lourd comme les hommes n'avaient jamais rêvé d'être et qui ne gardait d'apparence humaine que sous les projecteurs éclairant ses posings. De près et en robe, les femelles du bodybuilding avaient l'air de mutantes que Dieu, au lendemain d'une biture céleste et affligé d'une gueule de bois d'enfer, se serait laissé aller à créer.

La femme de Mur, Marvella, l'emporterait dans sa catégorie. Et Shereel l'emporterait dans la sienne. Mais laquelle des deux raflerait le titre ? Laquelle serait la meilleure toutes catégories confondues ? Personne ne le savait. Le monde du bodybuilding était aussi divisé en la matière que si les canons avaient été définis seulement par la toise et la balance.

Or, la question devait être tranchée à l'occasion de ce Cosmos au Blue Flamingo, à Miami Beach. On définirait une bonne fois pour toutes le moule dans lequel devrait désormais se couler le corps des bodybuilders du sexe faible. Et le Mur avait joué sa réputation sur l'excessif, l'incroyable, l'énorme, convaincu qu'il était que c'était là la voie américaine. Y avait-il un seul homme sur cette putain de terre des États-Unis d'Amérique qui ne désirât pas avoir plus que ce qu'il avait ? Qui ne rêvât pas de TOUJOURS PLUS ? Donald Trump hantait le sommeil du Mur. Ses rêves fourmillaient de Donald Trump amassant, entassant en piles toujours plus hautes, ajoutant des nombres aux nombres à l'infini car, comme on le sait, les nombres n'ont pas de fin.

Russell Morgan avait, lui, joué sa renommée a contrario. Il pensait — et cela ne procédait pas d'un raisonnement, ce dont il était incapable par nature — que la grandeur, la puissance, c'était fini. On avait depuis longtemps atteint le rivage du Pacifique et on ne pouvait aller plus loin. À quoi bon posséder un million de bombes atomiques quand on était incapable de botter le cul d'un rat comme Kadhafi vivant sous la tente dans un putain de désert ? Et un peuple de malingres aux jambes torses et aux yeux annamites ne nous avait-il pas réexpédié nos meilleurs soldats dans un état d'humiliation et de délabrement total, ou encore à l'état de cadavres ?

Oui, la grandeur était morte et enterrée, le rêve de grandeur, lui, poursuivait son chemin tant que les hommes auraient une paire de couilles leur battant l'entrejambe. Si Dieu n'avait pas muni la race humaine de testicules — et ça, c'était encore une chose que Russell éprouvait dans son tréfonds — ladite race serait encore à mâchouiller paisiblement des racines dans quelque savane africaine. Mais voilà, encouillés étaient les hommes et, par conséquent, leurs bras et leurs braquemarts n'étaient jamais assez gros. Et pas seulement la bistouquette, non, rien n'était assez gros. Sauf, peut-être, leurs femmes. Leurs femmes pouvaient rester petites, petites et parfaites comme les hommes ne pourraient jamais l'être parce qu'ils ne pourraient jamais accepter d'être petits — parfaits ou pas — sans devenir dingues.

Et voilà pourquoi Wallace le Mur s'était jeté sur les stéroïdes et les anabolisants pour ses pouliches et que Russell s'y était refusé. Shereel était saine, vierge de toute piqûre d'aiguille enfoncée dans le globe dur et parfait de sa fesse, alors que le cul de Marvella — tout aussi merveilleusement sculpté, mais massif et monstrueux de grosseur et de puissance — avait encaissé mille et une injections de la main experte de son Mur.

Et c'était une seringue qu'il tenait en ce moment dans sa pogne noire et calleuse, prêt à donner à sa protégée le jus magique, les trois repas en un de la journée d'une championne moderne.

Marvella pratiquait son posing en musique devant un grand miroir que Wallace avait fait installer dans la chambre. L'épreuve de posing ne durait qu'une minute et demie mais, à répéter sans cesse la série de mouvements, cela faisait plus d'une heure qu'elle s'entraînait, enchaînant l'une après l'autre les poses qui feraient saillir les blocs de marbre noir de ses muscles : biceps et triceps, abdominaux, jarrets et mollets taillés comme des jais, quadriceps et dorsaux ciselés dans l'ébène.

Le sol sous ses pieds était humide de sa sueur. Le réseau veineux — selon la terminologie en usage — semblait vivant sous sa peau. Deux veines de la taille d'un crayon traçaient des lignes parallèles sur son ventre, pour disparaître sous le minuscule triangle de soie blanche, couvrant un mont de Vénus renflé comme une figue.

Elle avait travaillé sans arrêt et sans plainte, enfermée dans un monde qui n'avait de place que pour un seul rêve : le titre mondial. Et vaincre en humiliant toutes celles qui auraient osé se mesurer à elle.

Que ce fût à l'entraînement, au posing ou en compétition, elle se rappelait toujours ce qu'avait dit une fois un autre champion, Joe (Smoking) Frazier : « Je ne veux pas seulement mettre K.O. mon adversaire. Je veux le frapper et le voir souffrir. Je veux sa peau. » Comme le grand boxeur, Marvella voulait la peau de l'autre. Gagner n'était pas suffisant. Seule la destruction l'était. C'était ça l'effet « stéroïde » bouillonnant dans son corps : une pure hostilité et une brutalité chimique. Et Wallace le savait. Sinon, il n'aurait pas tenu l'aiguille avec autant de douceur et de tendresse.

— Marvella, appela-t-il d'une voix de basse, tandis que la musique de son numéro s'arrêtait.

La musique reprit mais Marvella s'était immobilisée devant le miroir, regardant la sueur ruisseler sur sa peau noire au grain si fin qu'elle irisait sous la lumière, regardant son image et le rythme ample et puissant de sa cage thoracique.

Wallace avait beau en être le créateur — la modelant avec les ans, lentement, patiemment, douloureusement —, Marvella demeurait pour lui un mystère flamboyant en même temps qu'elle l'intimidait. Une intimidation contre laquelle il luttait chaque jour, à chaque heure, à chaque minute, et il devait lui dissimuler ce combat, car aucun entraîneur ne pouvait se laisser bluffer par l'athlète qu'il entraînait. Cela ne pouvait que conduire non seulement à la folie mais aussi à la défaite, ce qui était pire.

Mais Dieu qu'elle était belle, belle au-delà de ce qu'il avait imaginé, un mètre quatre-vingts, soixante-dix kilos de muscles de pierre taillés avec une symétrie parfaite : quarante-huit de tour de cou, quarante-huit de tour de bras, quarante-huit de tour de mollet et des poignets, des genoux, des chevilles d'une finesse contrastant avec le volume musculaire, soixante-dix de tour de taille avec une ceinture abdominale comme on n'en avait rarement vu sur une athlète, six barres de muscles, magnifiquement distinctes sous un derme sans un gramme de graisse, qui s'étageaient avec une régularité parfaite dans le dessin depuis le plexus jusqu'au triangle de fourrure noire de son pubis.

Wallace la désirait désespérément. Jamais il n'avait ressenti un tel désir pour une femme, et il s'était juré de la posséder. Mais pas avant qu'elle ait conquis le monde. Rien ne devait contrarier sa marche vers le triomphe. Et puis il pouvait attendre.

Patience et persévérance sont le prix de l'accomplissement. C'était la maxime inscrite sur le papier à lettres de son gymnase, le Black Magic. Il se l'était même fait tatouer sous la plante des pieds, la seule partie du corps où un bodybuilder pouvait en toute sécurité dissimuler un tatouage. Il était encore tout gosse quand il avait vu cette phrase tatouée sous les pieds de son propre entraîneur et il avait mis longtemps à s'imprégner de son sens jusqu'à en faire un principe de vie.

Son entraîneur, le légendaire fabricant de mythes, Jonathan Goldstein, surnommé « la Grandeur ou la Mort », juif et décédé il y a bien des années, s'assura que son poulain avait compris l'axiome, compris de telle façon qu'une fois tatoué sur la plante de ses pieds, il vînt se graver dans son cœur. Le Mur n'avait jamais confié cela à personne, mais il s'exhortait depuis lors à la patience et à la persévérance. Marvella portait le même tatouage au même endroit.

Elle n'avait pas bougé depuis qu'il l'avait appelée. Immobile devant le miroir, elle regardait son visage, la pommette haute, le front lisse d'expression, exempt de toute trace de fatigue, après une torture d'une heure à enchaîner les poses. Une heure de posing était plus épuisante que trois heures à lever la fonte. Le Mur n'avait jamais connu de bodybuilder plus endurant — y compris lui-même. Et il possédait cette merveille, tout comme il possédait ses jeunes sœurs, la fine fleur de son gymnase de Detroit, Starvella, Shavella, Jabella et Vanella (de loin la plus claire des cinq, une couleur de café-crème onctueux, de loin la plus belle), il les avait comme Jésus avait eu ses disciples. Il ne se rappelait plus quand il avait pensé à elles en ces termes pour la première fois, mais cette pensée lui était restée. Il la trouvait juste. Il les possédait à la manière dont « la Grandeur ou la Mort » l'avait possédé lui-même.

— Viens chercher, championne, dit-il.

Marvella se tourna vers lui et son sourire était aussi vif, aussi ouvert, aussi affectueux que celui d'une amante. Mais il n'était pas pour lui. Il était pour l'aiguille qu'il tendait vers elle dans sa main ouverte.

Elle flotta plus qu'elle ne marcha vers lui, flotta comme une danseuse, les pieds légèrement tournés vers l'extérieur, la plante et les talons frappant le sol simultanément à chaque pas. Ses yeux ne quittaient pas la seringue ni le sourire animant son visage.

Elle tendit une main et toucha l'aiguille, la caressant d'un index long et fin, matelassé de petits cals jaunis. Au contact de l'acier, ses lèvres s'entrouvrirent en un bref halètement et Wallace vit le bout de sa langue.

Il la fit se tourner et, de sa main libre, baissa le slip de soie blanche, le baissa jusqu'aux chevilles, s'émerveillant comme à chaque fois du profond sillon noir séparant le galbe des fesses bombées, musculeuses sous la peau soyeuse.

— Penche-toi, dit-il d'une voix rauque.

Elle se pencha en avant, les mains appuyées sur les genoux, lui offrant toute la beauté du monde. Il n'était pas nécessaire qu'elle prît cette position et, si elle le savait, elle n'avait jamais protesté. Elle aurait pu recevoir son injection à la hanche mais c'était ainsi que ça s'était toujours passé, depuis sept ans maintenant. Depuis qu'elle avait quinze ans.

— Mets-la-moi, dit-elle, d'une voix sourde, presque haletante. Mets-la-moi tout entière.

Il enfonça l'aiguille, l'enfonça profondément et la tint un moment ainsi avant de presser le piston.

CHAPITRE 10

Russell tenait la tête de Julian emprisonnée entre ses paluches et il aurait aimé la lui arracher des épaules. Il lui renversa le visage en arrière de manière à ce que la lumière de la fenêtre derrière eux éclairât les narines obstruées de sang coagulé.

— Qu'est-ce que vous en pensez ? demanda Friedkin.

— J'ch'uis défiguré à vie, gémit Julian.

Incapable de bouger sous l'étau de Russell, Julian s'étonnait de l'étrange sensation de relâchement qui s'était d'abord emparée de son ventre et, maintenant, de ses reins. Dieu, que ce sauvage lui faisait mal, mais mal jusqu'à souhaiter que cela ne finît jamais.

— Défiguré à vie, mon cul, grogna Russell. Fermez-la, vous voulez, que je voie un peu ce que vous avez.

— Oui, qu'on puisse voir, ajouta Dexter Friedkin.

Il s'était approché d'eux et fixait obstinément un point du plafond pour éviter d'apercevoir d'éventuelles horreurs.

— Pour l'amour du Ciel, Julian, ajouta-t-il, essayez de vous montrer un homme.

Russell balaya rudement de son pouce les croûtes brunâtres, et Julian en péta de plaisir. Un pet sec et bref. Il se demanda même s'il n'allait pas faire caca debout dans un spasme de joie, tant le chaviraient les pognes de cette brute. Cette pensée, toutefois, le troua de trouille et, dans un regain de volonté, il serra à mort les fesses. Ce n'était pas seulement la pensée de se souiller publiquement qui l'effrayait mais bien le fait qu'il risquait de le faire en couinant de plaisir. Jamais de sa vie ne lui étaient venus de telles sensations et sentiments, et Julian se sentait fondamentalement et délicieusement violé, ce qui le submergeait d'une honte indicible. Son yaourtage et son jogging quotidiens, sa phobie du tabac, ses ongles polis, sa peau bronzée et son sentiment d'appartenance au monde des bodybuilders, tout cela s'en allait, emporté dans la tempête soulevée par les mains d'un homme.

Derechef il péta. Cette fois, pet long et gras. Qui n'échappa pas à l'oreille exercée de Friedkin. Il était formellement interdit au personnel du Blue Flamingo de péter pendant les heures de travail. Tous les employés — jusqu'aux plongeurs — étaient mis en garde contre l'ingestion d'aliments tels que les choux, les cacahuètes et, surtout, les redoutables haricots secs. Les clients d'un des palaces de Miami Beach étaient en droit d'être à l'abri des vents à moins que, naturellement, ils n'en fussent les auteurs.

La voix de M. Friedkin s'éleva, noblement indignée, depuis le rempart de son bureau.

— Julian, en voilà assez ! Contenez-vous, que diable !

— Excusez-moi, monsieur.

— Lopette, grasseya Russell.

Julian verrouilla fesses et sphincters et lâcha d'une voix menue :

— Que dites-vous ?

— Taisez-vous, Julian, dit M. Friedkin.

Russell secoua durement la tête de Julian.

— Ce n'est pas une coupure, juste une égratignure, petit con. Si Clou avait voulu couper, vous n'auriez plus de nez.

« Un bout de sparadrap à chaque narine, et ce sera cicatrisé dans deux jours.

Julian se débattit mollement sous l'étreinte, sans savoir si c'était de plaisir ou de douleur.

— Mais le sang, parvint-il à articuler.

— Toutes les blessures à la tête saignent, merdeux. Votre nez est comme votre crâne, parcouru de vaisseaux sanguins. Vous inquiétez pas pour le sang.

— J'ai besoin de consulter un médecin.

— Et moi j'ai besoin, dit Russell en pinçant entre ses doigts l'appendice de Julian, que vous fourriez plus votre nez dans mes affaires, si vous voulez pas que je vous l'arrache.

— Monsieur Morgan, j'espère que ce n'est là qu'une figure de style, dit M. Friedkin, souhaitant intérieurement que ce n'en fût pas une et se disant qu'il prêterait volontiers son concours à l'opération pour punir cette mauviette d'avoir fait irruption, le nez sanguinolent, dans son bureau.

Julian, rigide de douleur sur sa chaise, ne put rien faire d'autre que de serrer davantage les fesses, tandis que Russell tournait son attention vers M. Friedkin, sans pour autant lâcher le nez de Julian, auquel il donnait une torsion par-ci, une torsion par-là, pour appuyer ses paroles.

— Si ça continue comme ça, nous allons tous... vous, moi, le Cosmos lui-même... nous retrouver plongés dans une merde dont on n'a pas idée.

Julian, irradié de douleur jusqu'au nombril, jusqu'à l'extase, se sentit s'enfoncer doucement dans un océan de félicité.

— Pourquoi ne pas rendre son nez à Julian et vous asseoir gentiment, monsieur Morgan ? proposa Friedkin.

M. Friedkin était certain que Julian avait eu la leçon qu'il méritait ; ce dont il était moins sûr, c'était de quelle leçon au juste il s'agissait. Et puis, au diable le nez de cette femmelette quand la vie du Cosmos, son Cosmos, était en danger.

Russell avait oublié qu'il tenait Julian par le nez ; vicieux, il lui infligea un dernier pincement avant lâchage et nettoya ses doigts englués de morve sanglante sur la chemise blanche de Julian. Il regarda alors M. Friedkin juste à temps pour le voir ajuster sa moumoute à deux mains. Bon dieu de merde, ce connard bougeait sa tête de loup comme une casquette de base-ball. Et probable qu'il faisait ça depuis un bon moment sans que Russell s'en fût aperçu. L'hôtel entier était gangrené, pensa Russell ; la connerie et la dinguerie faisaient rage à tous les étages. Voilà ce qui arrivait quand la discipline faisait défaut. Ce n'était pas la première fois qu'il était sidéré, à l'occasion d'une compétition, de constater qu'il était peut-être le seul individu normal de tout le lot. Mais il savait aussi que la folie était plus contagieuse que la grippe porcine. Tout homme doué de bon sens devait se garder de l'attraper.

Russell s'appuya des deux mains au bureau de M. Friedkin et, se penchant vers lui, dit :

— Vous allez avoir de sérieux ennuis, Dex. C'est en train de virer vinaigre.

Dexter Friedkin retint sec l'envol de ses mains vers son crâne et se résigna à les croiser devant lui, un geste préventif dont il avait pris l'habitude.

— Je sais tout ce qui s'est passé à la piscine. La Chauve-Souris touchera compensation.

— Je me fous de la Chauve-Souris, dit Russell. C'est des Turnipseed que je cause.

Il se tourna vers Julian puis de nouveau vers Friedkin.

— Vous avez un médecin attaché à l'hôtel ?

— Bien sûr que nous avons un médecin, s'empressa de répondre Dexter Friedkin. Ainsi qu'une infirmière, un chiropracteur, un...

Russell leva une main carrée et la voix de Dexter mourut dans sa gorge.

— Julian, allez donc voir le docteur, parce que si je m'occupe encore de vous, je serai peut-être moins doux.

Julian tressaillit d'un plaisir honteux à la pensée de ce que pourrait lui réserver Russell, mais il n'en resta pas moins assis sans bouger, le regard fixé sur M. Friedkin.

— Allez, Julian, dit le directeur du Blue Flamingo. Allez vous faire examiner par le Dr Gonzales.

— Oui, monsieur.

Quand il fut parti, Dexter Friedkin, incapable de se contenir plus longtemps, bougea les oreilles, imprimant un tressautement à son cuir chevelu, et la moumoute frissonna comme sous l'effet d'un vent coulis.

— Je vous admire, dit-il à Russell, qui s'était redressé, vaguement bluffé par le mouvement de la moumoute.

Ce machin bouge donc tout seul ? se demanda-t-il.

— Je vous ai toujours admiré, Russell Morgan, poursuivit Friedkin.

— Quoi ?

— Vous n'avez jamais eu d'admirateur plus fidèle que moi.

— C'est très bien, dit Russell. Mais il ne s'agit pas de moi. Que savez-vous des Turnipseed ?

— Je sais tout ce qui concerne le Blue Flamingo. C'est mon travail de le savoir. Les Turnipseed représentent un inconvénient mineur, une famille de touristes comme une autre.

— Putain, j'aimerais bien qu'on puisse parler d'« inconvénient mineur » et de « touristes » à leur propos.

— Je vous garantis qu'ils vont bientôt quitter l'hôtel.

— Vous pouvez rien garantir du tout avec des Turnipseed, et ils quitteront pas l'hôtel.

— Bien sûr qu'ils le quitteront. C'est mon hôtel.

— Ce sera aussi la peau de votre cul si vous déconnez avec eux.

— Je vous demande pardon.

— Il s'agit de timbrés, Dex. De frappadingues. De tueurs.

M. Friedkin s'éjecta de son fauteuil et fit le tour de son bureau en sautillant comme s'il marchait sur des charbons ardents.

— Des frappadingues ? Des tueurs ? Je ne tolérerai jamais ça. Vous m'entendez ? Je ne le tolérerai pas. De plus, j'ai déjà décidé de leur donner des chambres plus confortables, des suites, dans un autre hôtel de la plage. Ils s'en iront, et bien contents encore.

— Non, ils s'en iront pas.

— En ce moment même, ils vivent là-haut parqués comme des Orientaux, dit Dexter Friedkin, pointant l'index au plafond. La mère et la fille sont dans une chambre, et tous les hommes sont dans une autre. Je vais leur faire avoir des suites, nom de dieu. Chacun d'eux aura sa suite, et nous leur souhaiterons bon vent.

— Ils partiront pas, je vous dis.

— Dans ce cas, on les y forcera. Je les ferai expulser. Je ne suis pas sans amis haut placés dans cette ville. Je préférerais ne pas en arriver là, pour éviter les histoires, mais je le ferai si l'on m'y pousse.

— Vous savez quel bordel ça ferait. Et puis, vous pouvez pas le faire, parce que Shereel Dupont est une Turnipseed.

Une vilaine pâleur envahit les traits de Dexter Friedkin.

— Une Turnipseed ?

— Une Turnipseed.

— Mais comment cela se peut-il ?

— Vous avez là-haut son papa et sa maman, ses deux frères et sa sœur, et... et... elle prétend qu'il est son fiancé. Le fiancé en question est le plus dingue de la bande. Ils sont déjà pas mal frappés dans leur genre, mais celui qu'ils surnomment Tête de Clou devrait s'appeler Marteau.

Dexter Friedkin se traîna jusqu'à son fauteuil dans lequel il se laissa choir avec désespérance.

— Dieu du Ciel, gémit-il, comment est-ce possible ? Elle s'appelle pourtant Shereel Dupont.

— Oui, mais avant de devenir Shereel Dupont, elle s'appelait Dorothy Turnipseed.

— Mais comment une championne, la gagnante

du titre le plus prestigieux, le grand, l'unique Cosmos, pourrait-elle avoir pour nom Dorothy Turnipseed ?

— Elle pourrait pas. C'est bien pour ça que j'ai changé son nom. J'ai su dès le début qu'elle irait très loin, mais pas avec un blaze pareil. Jamais les juges auraient choisi une Turnipseed pour représenter la déesse du bodybuilding. Aussi, il faut absolument s'assurer que la vérité ne sortira pas de cette pièce. Ça serait une catastrophe pour elle si on apprenait son vrai nom. Et pas seulement pour elle mais pour le Cosmos, pour l'hôtel, pour vous, Dexter.

— Mais qu'est-ce que je vais faire ?

— Ce que je vais vous dire.

— Dieu merci, vous êtes là, Russell Morgan. Je vous ai toujours ad...

— Ouais, vous l'avez déjà dit. Mais j'ai pas envie d'entendre ça maintenant. Vous me caresserez plus tard. Entre-temps, je veux que vous fassiez le bonheur des Turnipseed. Vous pigez, Dex ? Leur bonheur.

— S'il le faut, je veux bien. Mais...

— Y a pas de mais. Et il le faut. Donnez-leur une chambre à chacun, et une belle. Dites-leur que c'est aux frais de la direction, la chambre et les frais de séjour. Compris ? Qu'ils aient tout ce qu'ils veulent, et gratos. Le changement de nom de leur fifille va pas leur plaire, mais j'ai réussi à expliquer à ce dingue de Clou que c'est pour le bien de Shereel. Donnez-leur leur ration d'avoine et ils seront contents.

— De l'avoine ?

— C'est une façon de parler, bordel. Je vous conseille pas non plus de leur faire livrer une botte de paille. Quant à votre petit merdeux, vous feriez bien de le tenir en laisse, çui-là.

— Julian ?

— Ouais, Julian. Qu'il traîne plus jamais dans mes jambes. Et assurez-vous qu'il sache bien que les Turnipseed sont ici aux frais de la princesse.

— Je redoute de faire le calcul de ce que cela va coûter, mais si ça doit calmer les esprits...

— Ça calmera pas les esprits, parce que de l'esprit, c'est justement ce qui leur fait défaut, aux Turnip. Mais c'est un début.

— Mon Dieu, voulez-vous dire qu'il faudra faire plus encore ? Vous ne voulez pas que je leur donne de l'argent de poche aussi ?

— Je vais tout vous expliquer, Dex, comme ça vous comprendrez mieux ma prudence. Le Mur, ce putain de mulet, a vu les Turnipseed à la piscine, il leur a parlé, et il a appris que Shereel Dupont était leur fille, qu'elle était leur Dorothy Turnipseed, de Waycross, en Géorgie. Le Mur est allé ensuite trouver Julian et Julian l'a chargé de me donner rendez-vous à la salle de conférences. Puis ce petit cul serré est allé chez les Turnipseed, là-haut, dans leur antre, probablement pour les inviter à participer à la réunion — plus on est de fous, plus on rit — mais, manque de bol, il est tombé sur un Clou, c'est le cas de le dire, et il en est revenu avec une boutonnière au nez. J'ai vu Clou, je vous l'ai dit. Je crois que Shereel est capable de le contrôler, et j'espère que lui contrôlera les autres. Reste Wallace Wilson, mais lui, je m'en charge.

— Je ne doute pas que vous soyez de taille à mener à bien cette dernière tâche, monsieur Morgan, dit Dexter Friedkin. Je vous ai toujours admiré.

Savez-vous que je vous admirais déjà quand vous n'étiez encore qu'un jeune homme de dix-neuf ans ?

— Dans quelle compétition ?

— La grande.

— Monsieur Amérique Junior ?

— Celle-là même, dit Dexter Friedkin, entremêlant désespérément ses doigts pour les empêcher de s'envoler vers sa moumoute.

— Vous y avez assisté ?

— Au premier rang. Et je n'ai jamais manqué une seule de vos prestations après ça. Vous avez longtemps été pour moi un exemple et une source d'inspiration. Savez-vous sous quel signe je suis né ?

Russell Morgan ne répondit pas. Ces épanchements gâteux lui donnaient la nausée. Et puis, les oreilles de Dexter Friedkin jouaient de nouveau les éventails avec une telle ardeur que la moumoute en dansait presque.

— Gémeaux, dit Dexter Friedkin. Comme vous.

— Sans blague, dit Russell.

L'astrologie et toutes ces conneries lui étaient toujours passées largement au-dessus du cigare et puis il ne croyait pas à la chance — qu'elle soit bonne ou mauvaise. Il croyait à la force et à la discipline.

— Vous et moi, on se connaît depuis longtemps, dit Dexter Friedkin. On pourrait peut-être se donner un peu d'exercice après la compétition. Je suis fier de dire que j'appartiens moi aussi à la grande tribu des sculpteurs de corps.

Et d'embrasser d'un geste auguste de la main les trophées riquiqui ornant les murs.

Russell ignora les statuettes et fit le tour du bureau pour s'asseoir dessus et regarder longuement Dexter Friedkin, dont le visage vira au rouge timide mais tout à fait perceptible.

— Dex, dit Russell, vous voulez que ce Cosmos soit un succès ?

— Plus que tout au monde.

— Dites-moi le slogan de la compétition, le slogan qu'on peut lire sur toutes les affiches du Cosmos placardées dans toutes les salles de musculation du monde entier, ce slogan qui pose la question qui fera de ce Cosmos un événement dans l'histoire du sport ? Vous pouvez me le dire, ce slogan ?

— Bien sûr que je peux. Sans me vanter, c'est même moi qui y ai pensé le premier.

— Alors, vantez-vous, Dex, dit Russell. Dites-le !

— « Qui sera La Femme Parfaite ? »

— Et vous savez que ça va se jouer entre Shereel et Marvella.

— Tout le monde le sait, et je pense...

— On s'en fout, Dex, de ce que vous pensez. Pourquoi vous êtes pas déjà en train de téléphoner aux Turnipseed pour leur annoncer la bonne nouvelle ? Pour les rendre heureux. Très heureux, comme ça on sera sûrs, vous et moi, qu'on aura une belle, une grande compétition. Et n'oubliez pas Harry Barnes, soignez-le bien celui-là, faut qu'il soit le plus choyé du troupeau.

— Je vais le faire, Russell, je vais le faire tout de suite.

— À la bonne heure, dit Russell Morgan.

Il se redressa et s'en fut vers la porte. Puis, juste avant d'ouvrir, il dit sans se retourner :

— À propos, tant que vous y êtes, envoyez deux ou trois de vos garçons dans la chambre de Mlle Dupont pour y installer un grand miroir et remplacer les meubles. Quelqu'un a démoli tout le mobilier.

— Démoli ? s'écria derrière lui Dexter Friedkin. Comment ça, démoli ?

Russell se retourna lentement vers lui et, calme comme un bœuf, lui répéta :

— Oui, démoli. Cassé. Quelqu'un a tout cassé dans la chambre.

— Mais... mais c'est du vandalisme ! Et je ne tolérerai pas que...

— Arrêtez de pas tolérer, l'interrompit Russell, et faites ce que je vous demande, ça sera plus utile que de battre des oreilles et de vous chahuter la moumoute.

M. Friedkin eut un hoquet de stupeur et porta les deux mains à sa tête. Ce fut ainsi que le laissa Russell : cramponné à sa perruque.

CHAPITRE 11

Earline, étendue nue sur le grand lit en forme de cœur qu'elle parvenait presque à remplir, contemplait son image dans le miroir en forme de cœur au-dessus d'elle. Ses seins, chacun aussi gros que sa tête, s'étaient coulés de chaque côté d'elle dans le creux des aisselles. Elle était dans un doux état de choc. Sa famille aussi, depuis qu'une armée de chasseurs avait surgi poussant des chariots pour les conduire dans des suites.

Son papa, Alphonse, avait failli taillader l'un d'eux avec son canif avant qu'ils n'arrivent à le convaincre que les Turnipseed étaient désormais les hôtes de l'hôtel en l'honneur de Mlle Shereel Dupont et que leur logement ne leur coûterait pas un sou, ni leur nourriture, leurs appels téléphoniques, leur blanchisserie ou tout ce qu'ils pourraient demander.

— Désirez-vous quelque chose pendant qu'on transporte vos affaires ? demanda un gigantesque Noir en gants blancs qui commandait à l'escouade de grooms, tous cubains.

— V'là une bonne pensée, dit Alphonse.

Ils venaient juste de terminer plusieurs cartons de

poulet frit et Alphonse se suçait les dents et plongeait dans sa bouche un long doigt jauni de nicotine.

— Peut-être que tu pourrais aller nous chercher quelques cure-dents et une cartouche de Camel sans filtre, si ça te dérange pas.

L'homme aux gants blancs claqua silencieusement dans ses doigts et l'un des chasseurs, un tout petit vieux qui devait bien avoir soixante ans et portait une moustache grise, fila hors de la pièce sans un mot.

Alphonse gloussa et se frappa la cuisse de son feutre.

— Les mouches risquent pas de se poser sur ce bonhomme, même s'il est pas de chez nous.

— Dommage que t'aies pas pensé à lui demander de rapporter un peu de glace au chocolat pour faire descendre ces Colonel Sanders, dit Moteur.

Il était toujours en maillot de bain et passait une main absente sur le pelage qui lui couvrait le ventre.

Cette fois, le grand Noir n'eut même pas à claquer des doigts qu'un autre Cubain détalait déjà à la suite du collègue.

Earnestine, venue avec sa fille dans la chambre des hommes pour y partager les Colonel Sanders, était impressionnée.

— Cherchez pas pourquoi ces p'tits Cubains ont pris Miami. Ils sont rapides. Vraiment rapides.

Et rapides, ils l'étaient. Avant qu'Alphonse eût fini de se curer les dents et qu'ils eussent terminé le plus gros bac de crème glacée jamais vu, la troupe de chasseurs cubains avait installé Earnestine et Fonse dans leur suite et chacun des trois autres hommes dans la sienne. Earline s'était vu offrir une des suites exclusivement réservées aux couples en lune de miel, la seule encore libre, demande oblige.

L'énorme plumard avait un miroir fixé dans le ciel de lit, et Earline suivit des yeux sa main glissant vers son sac à main posé à côté d'elle. Elle en sortit un morceau de poulet pané enveloppé dans une serviette en papier, qu'elle avait mis de côté pour manger plus tard, au lieu de le jeter parce qu'il y avait tellement de petits Éthiopiens qui mouraient de faim. Earline porta le morceau à sa bouche, mordit dedans sans cesser de s'observer dans le miroir. Dieu, quelle montagne de chair elle faisait ! Ses pieds avaient beau être écartés d'un bon mètre, ses cuisses se rejoignaient jusqu'aux genoux.

Mais elle avait une belle peau. Personne ne pouvait le nier, se dit-elle. Belle et douce et plus blanche que du lait et sans la moindre imperfection. De sa main libre, elle souleva l'un de ses seins, respira profondément et le laissa retomber dans le creux de son aisselle. Son nombril était plus profond qu'une tasse à thé et, quand elle soupira, le vaste lac de son ventre ondula comme une onde.

Elle regarda longuement le triangle roux de sa toison pubienne épaisse et bouclée. Comme elle était jolie et soyeuse. Mais si elle devait au miroir de la voir aussi clairement, elle n'osait la toucher à cause du miroir. Et elle avait bougrement envie de la toucher, d'en sentir la douceur sous ses doigts. Sa main descendit le vallon de son ventre. Le contact la fit se sentir belle.

Et ce n'était pas souvent qu'elle se trouvait belle. Le triangle de fourrure rousse avait des reflets lustrés et la rendait belle à ses yeux, malgré ses seins lui dégueulant dans les aisselles et ses cuisses engluées jusqu'aux genoux par la graisse. Sa sœur n'avait jamais eu de problème de poids mais l'embonpoint avait poursuivi (et rattrapé) Earline depuis toujours, lui semblait-il. Et sa mère avait beau l'assurer du contraire, Earline était convaincue que les hommes n'étaient pas attirés par les grosses.

— Grosse ? Problème de poids ? lui avait dit sa mère le jour où Earline avait décroché son bac au collège de Waycross. Maintenant que tu es assez grande pour qu'on parle de ça, laisse-moi t'expliquer une chose. Un homme dira toujours qu'il veut passer la bague au doigt à un tas d'os comme Jane Fondue — tu sais, cette railleuse de baignoire qui fait la sauterelle à la télé —, mais quand un homme convole en justes noces avec ce genre de fil de fer, chaque nuit, avant d'aller au lit, il se mord les doigts de pas avoir une bonne grosse bien rembourrée là où il faut pour se coucher dessus, parce qu'un homme aime avant tout son confort.

À ces paroles, Earline avait senti le sang lui monter aux seins, au cou et au visage.

Sa mère lui avait pris doucement la tête entre ses mains.

— Regardez-moi cette précieuse chose. Par la grâce de Dieu, je peux être fière d'avoir élevé une fille qui peut encore rougir à l'âge de vingt ans. Y en a plus beaucoup qui rougissent passé l'âge de dix ans. Et t'inquiète, ma belle, tu rendras l'homme qui te prendra le plus heureux des hommes.

Earline porta sa main à sa bouche et caressa ses lèvres luisantes de graisse de poulet. Une onde de plaisir lui dévala jusqu'aux orteils, parce que ce n'était pas ses doigts qu'elle sentait sur ses lèvres mais les propres lèvres de Bill Bateman, quand il s'était retrouvé épinglé sur le dos comme un papillon.

Elle ferma les yeux pour ne pas voir son autre main s'enfoncer dans le triangle de soie rousse de son pubis et lui imprimer une longue secousse, pas vraiment douce, un coup à droite, un coup à gauche, la tête comblée du souvenir de ce gigantesque torse bosselé de muscles qui se gonflait contre ses seins qui s'étaient mis à vibrer sous cette douce chaleur.

Et, tandis que d'indicibles et d'indéchiffrables ondes de plaisir assaillaient ses sens, elle n'avait cessé de se dire qu'elle était secouriste experte ès réanimations cardio-pulmonaires, une pro des Problèmes de la Vie, et que le premier problème de la vie, c'était la respiration. Elle avait appris à maintenir la respiration des poumons, à entretenir le rythme cardiaque, elle avait un diplôme pour le prouver. Mais alors, pourquoi M. Bill Bateman, alias la Chauve-Souris, ainsi qu'elle l'avait su plus tard en même temps que son nom, pourquoi la Chauve-Souris s'était-elle réduite à une dévorante paire de lèvres ? Elle l'avait su sur le moment comme elle le savait maintenant, que c'était la langue de Bill, fouaillant sa bouche avec une vigueur et une ardeur qui n'étaient pas de rigueur chez un homme menacé de raideur apoplectique, qui avait dévoyé son esprit secouriste.

Ôtant sa main de son entrejambe, elle ouvrit les yeux et remarqua dans le miroir la coloration saumon qu'avaient prise ses nichons, toujours nichés au creux des aisselles, et le surprenant durcissement de ses mamelons. Qu'est-ce que cela voulait dire ? En tout cas, elle était sûre d'une chose : ce phénomène n'avait pas fait partie du programme des Problèmes de la Vie, au collège de Waycross.

Elle se redressa, s'assit au bord du lit et, les mains

enfouies sous son ventre qui reposait maintenant sur ses genoux, se mit à respirer à grands coups. Rien n'y faisait. Il lui fallait pourtant se ressaisir. Elle avait toujours eu les pieds sur terre, mais tout dans cette suite nuptiale vous invitait à la déraison, vous mettait les sens en galopade et vous paralysait le cerveau.

Du lit, elle pouvait voir que tout dans la chambre avait forme de cœur et que régnait le velours rouge vermillon. Velours ou soie, elle n'en était pas sûre. Mais elle n'était sûre de rien dans cet endroit. Elle était contente d'avoir l'occasion d'habiter un espace pareil, qui ne ressemblait à rien de ce qu'elle avait vu ou imaginé et qui, tout en l'enchantant, lui faisait peur aussi. C'était un nid pour mariés de fraîche date, et non seulement elle n'était pas mariée mais encore doutait-elle de sa fraîcheur. Et puis, pour elle, le mariage, c'était un peu plus que cette chambre écarlate, certes belle et renversante, mais trop étrange à son goût.

Il n'y avait pas que le lit et le miroir à être façonnés en forme de cœur, mais aussi les lampes et les tables de nuit flanquant le lit ; la petite banquette au pied du lit s'arrondissait en cœur ; les tentures du baldaquin tombaient en cœurs plissés, la moquette non plus n'échappait pas aux motifs cardiaques et jusqu'aux coussins contre lesquels elle était adossée qui formaient de mols ventricules rouges brodés de guirlandes de petits cœurs. Tous ces cœurs en abyme finissaient par écœurer, la tête lui tournait. Elle se leva.

Elle traversa la chambre, entra dans le salon meublé, comme de bien entendu, avec cœurs de toutes sortes. Dans un mimétisme inconscient et mue par un besoin de se rassurer, elle porta la main à son propre organe qu'elle sentit battre avec autant de précipitation que si elle avait grimpé les étages ou couru à perdre haleine.

Il lui vint à l'esprit qu'aucune femme ne pouvait séjourner ici, au cœur de cet hôtel, sans un homme, et cette pensée lui parut la plus affolante de toutes, car elle n'avait jamais eu de contact intime avec un mâle. Sa corpulence l'avait jusque-là préservée de toute étreinte mais elle n'en éprouvait pas d'amertume ni de ressentiment. Cela lui semblait juste et normal. Elle se savait jolie mais grosse, très grosse. Ainsi, jamais main d'homme — main compagne de ses rêves nocturnes et de ses rêveries diurnes — n'avait parcouru les douces collines et les profonds vallons de sa généreuse géographie et — elle l'admettait bien volontiers, forte de son bon sens et de son acceptation des lois universelles de l'existence — palpé ses monstrueuses rondeurs, monstrueuses certes, mais qu'habillait la crème des peaux — couleur de lait entier, finesse du grain et souplesse. Quelle merveilleuse peau la nature lui avait accordée ! Mais diable, en si grande quantité !

Elle quitta le salon pour se rendre dans la salle de bains. Elle marchait sur la pointe des pieds comme si elle arpentait un territoire qui n'était pas le sien et où elle risquait d'être découverte à tout moment et démasquée. Ce sentiment ne lui était pas étranger. Toute sa vie, elle avait éprouvé cette crainte d'être confondue, d'être prise la main dans la culpabilité, bien qu'elle n'eût pas idée de ce qu'on eût pu lui reprocher.

Un regard dans la salle de bains la fit rougir de honte et d'une impression plus cuisante que la honte, dont elle soupçonnait malgré elle la nature : le désir, celui qui bat les tempes et trempe les cuisses. Elle savait les choses du sexe, elle savait les spasmes nocturnes emportant hommes et femmes, mais elle les savait de seconde main, par ouï-dire. Elle en savait d'autres, de choses, qu'elle sentait dans le tréfonds d'elle-même, sombres vérités dont elle n'aurait osé s'entretenir avec personne et encore moins avec elle-même, surtout avec elle-même. N'empêche, le savoir était là, solide comme un os fiché en elle.

La salle de bains était vaste, très vaste, mais ce n'étaient pas ses dimensions qui émurent Earline. La décoration de la chambre et du salon valait son pesant de bizarrerie et avait libéré en elle plus de fantasmes qu'elle n'aurait voulu en reconnaître, et voilà qu'elle poussait son avantage jusqu'ici, dans la salle d'eau, et de quelle façon. La baignoire-cœur n'offrait pas de place pour deux — un *homme* et une *femme,* l'image criante s'interposa, — mais pour toute une famille. Mais peut-être n'était-elle faite que pour deux — nous deux, toi et moi — et pour des ébats dans tous les sens et des sens dans tous les états... inventifs, indicibles états. Et pour se couler dans l'eau des plaisirs, des marches formaient des cœurs.

Prise d'un soudain embarras, elle détourna son regard de la baignoire mais ce fut pour tomber sur deux cuvettes de W.-C. Deux ! Et non seulement elles présentaient chacune la forme d'un cœur mais encore elles étaient côte à côte, permettant sans nul doute à deux personnes de s'y asseoir en cœur en se tenant la main. L'idée qu'on pût « faire » de concert provoqua en elle une soudaine faiblesse des jambes, qu'elle avait pourtant fortes.

Elle se rapprocha, toujours sur la pointe des pieds, pour mieux voir les deux jolis trônes mais, avant qu'elle eût le nez dessus pour vérifier ce qu'elle savait déjà, la réalité s'imposa : l'un des cœurs était un bidet. Elle connaissait le mot, bien qu'elle ne sût ni où ni comment elle avait appris l'existence des *bidets*, et pour la première fois de sa vie, il lui était donné d'en voir un. Elle regarda la chose et imagina — oh, contre toute sa volonté bandée — qu'elle y posait son séant, à côté de la Chauve-Souris. Qui plus est, ils se tenaient main dans la main, sans vergogne ni fausse pudeur. Elle eut l'impression de la sentir vraiment, sa grande main calleuse refermée sur la sienne. Elle sentait le brasier ardent de ses yeux langoureux posés sur elle. Et elle resta là, à contempler le bidet, à rêver d'un rêve, d'un instant de bonheur qu'elle appelait de tout son cœur à devenir réalité.

Quand enfin elle entendit le carillon de la porte d'entrée tinter aux accents de « Gai-gai, marions-nous », elle se demanda depuis quand on sonnait. Elle ne savait qui, de sa famille, lui rendait visite mais elle n'était pas mécontente que la sonnerie musicale persistante interrompît ses pensées et l'arrachât à sa contemplation du couple bidet-cuvette. Tournant les talons, elle se précipita hors de la salle de bains avec une célérité et une légèreté étonnantes pour une bonbonne sur pattes, car elle avait une démarche qui était aussi lisse et souple que sa peau. Son maillot de bain gisait au pied du lit. Elle n'avait pas eu le temps de se changer quand les Cubains étaient arrivés pour la conduire à la suite nuptiale.

— Une minute, j'arrive ! cria-t-elle.

Elle pensa un instant à remettre son maillot mais se ravisa ; choisi deux tailles trop petit par optimisme, — elle achetait tout deux tailles trop petit — il lui cisaillait l'entrecuisse et elle mettrait de toute façon trop de temps à l'enfiler. Tandis que « Gai-gai, marions-nous » continuait d'emplir l'appartement de ses notes aigrelettes, obligeant Earline à assurer encore et encore le carillonneur qu'une minute, bon sang, elle arrivait.

Près de la porte, était posée sa valise — une espèce de container bleu dont sa mère et elle avaient fait l'acquisition lors d'un voyage à Jacksonville. Earline se pencha pour en tirer le premier vêtement qui lui tomba sous la main, une blouse d'intérieur en coton bleu.

Elle en nouait la ceinture quand elle ouvrit la porte avec un :

— Quelle impatience, tu m'as pas entendue dire que j'arri...

Ses mots lui restèrent dans la gorge alors qu'elle levait les yeux et voyait, encadré par le chambranle... Bill Bateman, alias la Chauve-Souris, nez chaussé de Ray Ban, torse nu et avec le même minuscule maillot qu'il portait à la piscine, quand elle avait cru, d'un savant bouche-à-bouche, le sauver de l'apoplexie.

Bill Bateman se tenait immobile comme une statue et, s'il cessait d'appuyer sur le bouton de la sonnette, il n'en gardait pas moins le doigt dessus. La stupeur d'Earline était grande, mais elle n'avait pas pour cause la présence même de Bateman mais sa taille : pe-ti-te. À peine une tête de plus qu'elle. Et dire qu'il lui avait paru géant, allongé sur le dos, tandis qu'il se débattait et qu'elle cherchait sa bouche et sentait contre ses seins les lobes durs des mâles pectoraux.

Ils se regardèrent. Longtemps. Puis Bill Bateman ôta la main de la sonnette.

— 'Jour, me revoilà, dit-il.

Earline suivit la main qu'il laissa retomber à son côté et ses yeux s'arrêtèrent sur le bikini rouge qu'il portait et, plus précisément, la façon savante avec laquelle il avait disposé sa bite et ses couilles derrière l'étroit triangle de tissu, orientant sa queue vers le haut et la tirebouchonnant de telle sorte que le gland se proposait à elle comme un bouton de porte, bouton que, dans un éclair de folie, elle pensa saisir. Elle fut soudain vivement consciente de la lourdeur de ses seins nus sous la blouse et la serra frileusement à deux mains sur sa gorge.

— Je croyais que c'était Moteur ou Turner ou peut-être Tête de Clou, dit-elle, sans lever les yeux, comme si elle s'adressait au gland en bouton de porte.

L'expression de Bill Bateman ne changea pas et sa voix avait la fluidité rapide d'une voix d'adolescent.

— Moteur, Turner ou Tête de Clou, vous dites ?

L'accent fleurait bon le Sud et Earline en fut heureuse, pour des raisons de familiarité, et elle réalisa aussi que, dans sa confusion, elle était en train de s'étrangler, tant elle serrait le col de sa blouse sur sa gorge. Elle relâcha sa prise et put articuler :

— Ou peut-être p'pa et m'ma, Alphonse et Earnestine, c'est leurs noms.

Elle savait qu'elle babillait mais elle ne pouvait s'en empêcher. Au moins était-elle parvenue à lever les yeux du bikini pour les avoir maintenant au niveau des Ray Ban, qu'elle trouvait drôlement chics.

— Non, m'dame, c'est Bill Bateman en personne, surnommé la Chauve-Souris depuis son dix-huitième printemps.

En parlant, son torse puissant s'était gonflé lentement, le paquet de muscles qui lui soutenait l'intérieur des bras avait fait de même, et Earline se demanda s'il n'allait pas de nouveau mettre genou en terre et retomber dans la « caratonie » d'où elle avait cru le sauver, en bas, à la piscine. Mais il se dégonfla aussi rapidement et aisément qu'il s'était gonflé, et ses célèbres ailes se replièrent quelque part dans son dos.

— Et j'suis venu vous dire, m'dame, que j'étais désolé pour ce qui s'est passé à la piscine. J'ai pas très bien compris, mille excuses, c'que vous vou...

— Mais pas du tout, c'est à moi de m'excuser parce que s'il y a quelqu'un ici qui a rien compris à ce qui se passait, c'est bien la dame que vous avez devant vous, elle et elle seule et pas sa famille. Ils m'auraient jamais suivie si j'étais pas diplômée en Problèmes de la Vie, et je leur ai dit que...

— Personne a besoin de s'excuser. S'excuser de quoi ? l'interrompit de nouveau la Chauve-Souris. C'est pour vous dire ça que je suis passé.

Ce qui était un mensonge. Il était venu pour admirer Earline. Bill Bateman était un secret amateur de grosses, surtout de celles qui tiraient plaisir et fierté de l'être, ce qui lui semblait être le cas, concernant Earline.

— Je connais votre nom, dit Earline, et je me suis même pas présentée.

Oui, elle l'aimait, ce garçon. Même s'il était petit. D'ordinaire, elle préférait les grands maigres. Mais ce Bill Bateman, surnommé la Chauve-Souris, court sur pattes et caparaçonné de muscles, il lui plaisait, pas de doute.

— Et moi, j'connais tout de vous et de votre famille, dit la Chauve-Souris. On m'a tout raconté à la réception quand on m'a informé que mon séjour et mes dépenses seraient aux... frais de la direction, à cause de ce qui s'est passé. Si vous et les vôtres, vous m'étiez pas tombés dessus, oh, c'est pas ce que j'veux dire, mais j'sais pourquoi, maintenant, et puis ils m'ont donné une chambre superbe et tout ça pour rien.

Il se pencha et passa la tête dans l'entrée pour jeter un coup d'œil à la chambre.

— Sûr, j'ai pas quelque chose d'aussi beau mais ça me convient extra.

— C'est la suite nuptiale, dit Earline.

Bill Bateman rapatria sa tête dans le couloir et loin des seins sur lesquels il s'était penché en résistant à l'envie de tomber dedans.

— Faites excuse, m'dame, dit-il. J'savais pas que vous étiez en lune de miel.

Earline n'avait pas besoin d'un dessin pour comprendre ce qu'il pensait.

— Monsieur Bateman la Chauve-Souris, il y a personne que moi là-dedans et j'suis pas en lune de miel. C'est que, voyez-vous, j'ai envie de me trouver un métier avant de me trouver un mari, même si, bien sûr, de nos jours, c'est difficile pour une fille comme moi de rester seule longtemps.

Bill Bateman se rapprocha d'elle, la tête gîtant dangereusement vers le décolleté d'Earline où, à la moindre occasion, il n'hésiterait pas à plonger.

— Ça, je veux bien le croire, que ce doit être dur pour une beauté comme vous.

Earline crut qu'elle allait tomber en pâmoison.

— C'était la seule chambre qui leur restait, quand ils s'y sont mis à nous déménager pour des suites, une pour p'pa et m'ma, et une pour chacun des hommes, vous vous imaginez ? Et je me suis donc retrouvée ici toute seule, dans la suite nuptiale, qu'est quand même quelque chose, même quand on est pas deux.

Elle se tut soudain pour reprendre son souffle parce que, dans sa grande nervosité à se tenir là debout devant la Chauve-Souris, avec rien d'autre sur sa peau crémeuse que le fin tissu d'une simple blouse de coton bleu et face au gland en bouton de porte qui pointait vers elle sous le bikini rouge, elle avait parlé-parlé d'une traite sans respirer.

— Mais décidément je vous montre pas les bonnes manières que p'pa et m'ma m'ont enseignées, reprit-elle. Entrez donc que je vous fasse visiter. On va pas rester à parler dans le couloir. À condition, bien entendu, monsieur Bateman, que vous ayez le temps.

— J'aurais rien du tout si j'avais pas le temps, repartit Billy Bateman.

Et si prestement il entra qu'il eût à coup sûr renversé Earline, si elle n'eût été agile du talon, esquivant la charge taurine et lui emboîtant le pas dans le chaloupement endiablé de ses hanches.

— Mais pas de « monsieur » avec moi, ajouta-t-il avec un gloussement qu'il voulait coquin. Appelez-moi Billy, comme tout le monde, ou la Chauve-Souris ou Batman.

Pour lui parler, il s'était retourné et s'était avancé vers elle, et elle avait de nouveau feinté et virevolté et valsé devant lui à travers la chambre dans le tourbillon de sa blouse et de ses chairs, en éclatant d'un rire de gorge incontrôlable qui n'allait pas manquer, c'était sûr, se disait-elle, de la faire passer pour une dérangée aux yeux du charmant.

Mais Billy n'entendait pas le rire d'Earline, tout occupé qu'il était à se rapprocher d'elle pour la humer. Car il savait que le capiteux parfum de son corps lui péterait aux narines et même à la langue comme celui d'une tarte aux pommes sortie du four, mêlé à d'autres odeurs de hamburger, de fromage fondu et de toutes sortes de friandises, bonbons, caramels, chocolats glacés. Il mourait d'envie de s'emparer à pleines mains d'un bourrelet et de lécher sa douce chair et de goûter à cette merveilleuse joie de vivre qui prenait sa source dans la resplendissante épaisseur de sa graisse.

C'était le plus ardent, et le plus secret aussi, de ses désirs que de se fondre dans une mer de chair grasse à souhait comme cette Earline, qui ne voulait pas se faire acculer dans cette suite nuptiale et dansait et manœuvrait tel un matador devant un taureau gourmand. Il finit par s'arrêter net, souffla bruyamment par le nez, et racla la moquette de ses pieds.

Earline aussi s'arrêta et le regarda. Son rire s'éteignit doucement dans sa gorge. Sa danse et ses esquives l'avaient essoufflée. Billy Bonbon, car c'était ainsi qu'elle pensait à lui, avait une jolie voix qui lui rappelait les bonbons. Elle aimait le bruit mouillé du suçotement des bonbons en bouche et la voix en sucre de Billy, et déjà, les deux chantaient dans sa tête une drôle de petite ronde : « Le bouton de Billy est bon comme un bonbon, bon comme un bonbon le bouton de Billy... » Cela lui arrivait souvent, ces associations d'un son et des bonbons, dont elle faisait une chansonnette car les bonbons gouvernaient sa vie. Turner ou Moteur ou parfois même Alphonse la plaisantaient devant les gens pour sa capacité à manger une tonne de bonbons, à toute heure du jour ou de la nuit, mais elle en riait de bon cœur avec eux. Pourtant, ce n'était pas un sujet de plaisanterie, elle le savait, secrètement. Elle en était à son deuxième semestre des Problèmes de la Vie, quand elle avait diagnostiqué l'ingestion de bonbons comme précisément l'un de ces problèmes qu'elle étudiait. Certes, une « tonne » de sucreries n'était qu'une façon de parler, mais cinq kilos, bonbon après bonbon, elle en était fort capable, bien qu'elle n'eût encore jamais poussé la consommation jusque-là. Pas sans se reposer un peu la bouche, du moins. Mais elle n'était jamais très loin de ses bonbons ou le contraire. Et, justement, il y en avait un grand sac de trois kilos, encore à moitié plein, dans sa valise-container. Et, tandis que Billy continuait de piaffer et de s'essuyer les pattes sur la moquette, elle bigla d'un œil gourmand vers la valoche, sachant qu'elle aurait beau s'exhorter de n'en rien faire, elle plongerait la main dans le sac.

C'est que tout événement provoquait en elle une frénétique envie de sucre. Et Bill Bateman, alias la Chauve-Souris, Billy pour les intimes et, dans le secret de son palais, Billy Bonbon, était l'Événement, lui qui avait si bien arrangé sa bite en bouton de porte, qu'elle avait envie de s'en saisir et de tourner pour entrer dans... dans quoi ? Elle savait et elle ne savait pas. Elle le savait en théorie mais pas en pratique. Et s'il était une chose qu'elle avait retenue de ses études des Problèmes de la Vie, c'était bien la prééminence de la pratique. Et que dire de cet immense émoi qui la saisissait à la conscience qu'elle était en compagnie d'un mâle dans la suite nuptiale, lieu par excellence des pratiques les plus inimaginables.

— Vous avez le pied léger, mademoiselle Earline, dit le mâle. Un pied aussi léger que brise soufflant.

— Oh, comme c'est joli ce que vous dites ! s'exclama Earline. C'est de la poésie, ça, ou je m'y connais pas. « Léger comme brise soufflant. »

— Rien que la vérité, mademoiselle Earline.

— Pas de mademoiselle avec moi. Appelez-moi Earline.

Les petits pieds de Billy s'agitèrent sur la moquette.

— Mais mademoiselle Earline, vous êtes ma damoiselle.

— Seigneur, Dieu ! Encore de la poésie ! Je vous assure, appelez-moi Earline tout court.

— J'sais pas trop si j'peux me permettre, ma belle, parce que ma vieille m'man m'a appris les bonnes manières et à respecter les jeunes filles comme vous. Et je vous respecte beaucoup. C'est même pour vous dire ça que j'suis venu vous voir. Ce qui s'est passé à la piscine, j'y pense même plus, mais j'pense beaucoup à vous et j'voulais vous le dire, ma toute belle.

Elle ressentit de nouveau une brutale élévation de température en même temps qu'une faiblesse dans les jambes, tandis que le « ma toute belle » tintinnabulait quelque part derrière son pubis brûlant et animé d'une pulsation sur laquelle elle n'exerçait plus aucun contrôle. Billy l'avait appelée « ma belle » plus de fois qu'elle ne l'avait entendu de quelqu'un d'autre dans toute sa vie.

Et quand elle coula de nouveau un regard en

direction du paquet de bonbons dans sa valise, elle se dit que si elle n'en avait pas une bonne poignée dans sa main pour calmer ses ardeurs, elle ne répondrait plus d'elle-même, parce qu'elle se savait tout à fait capable de sauter au cou et au paf de Billy et de le sucer et de le croquer comme un bonbon. Oui, c'est ce qui allait arriver si elle ne recourait pas aux bonbons salvateurs.

Billy baissa les yeux et regarda ses pieds qui avaient recommencé leur danse taurillonne, et ce fut alors qu'il vit le maillot de bain d'Earline au pied du lit. La taille de la chose lui fut sujet d'émerveillement. Et quand Earline vit dans les yeux de Billy la fascination qu'exerçait sur lui le vêtement, elle en profita pour gagner en catimini la valise et s'emparer de l'objet du délice. Elle revint avec à l'instant même où il relevait la tête pour la regarder par-dessus le maillot qu'il tenait tendu devant lui entre ses mains. Ils échangèrent un long regard.

— C'est la plus belle chose que j'aie jamais vue, vous dans ce maillot, dit Billy.

Earline se demanda si son visage n'allait pas éclater sous l'afflux de sang. C'était comme si elle l'avait surpris à examiner l'une de ses culottes.

— Vous en voulez un ? demanda-t-elle, lui offrant le paquet de bonbons.

Elle lui aurait offert n'importe quoi, y compris une coupe de son propre sang qui dansait la sarabande dans ses veines, tout pourvu qu'il ôtât ses yeux de son maillot de bain.

Mais Billy ne pouvait en détacher son regard ; il le contemplait et semblait ne jamais se lasser d'en apprécier la dimension. Elle le regarda, le souffle court, prendre le maillot d'une main et, le plaquant contre son torse et son ventre, le lisser de l'autre main, descendre lentement vers l'entrejambe, s'en saisir, l'élever devant lui, froisser doucement, tendrement le tissu puis le serrer soudain avec passion dans sa poigne de fer.

L'effet sur Earline n'aurait pu être plus intense que s'il lui avait caressé et saisi l'entrecuisse et ce pubis vibrant, gorgé de sang sous la blouse légère. En fait, elle sentait la brûlure de sa main pressante à cet endroit que jamais main d'homme n'avait exploré et la sensation irradiait dans tout son corps d'une façon insupportable et merveilleuse et terrible.

— Bonbons, Billy ? coassa-t-elle d'une voix qu'elle ne reconnut pas.

— Bonbons ?

— Oui, bonbons. Vous en voulez un ? Ils sont vraiment bons.

Billy, accro au maillot, répondit comme s'il était tiré d'un rêve :

— Non, ma douce, je mange jamais de bonbons.

— Mais ils sont bons, vous savez, insista-t-elle, incapable de détourner son regard de la main qui continuait de frotter l'entrejambe du maillot.

— J'suis interdit de sucre, dit Billy. J'ai le plus beau dos du monde à conserver.

Sa réponse comportait un mensonge et une vérité. Le plus grand des mensonges et la plus grande des vérités. Mis ainsi côte à côte, cela faisait de lui un piètre individu et, de ses muscles forgés dans l'acier, de la mélasse. Vrai, il avait le plus beau dos du monde, personne ne l'aurait contesté. Or, le diable était capable de se taper cinq kilos de bonbons en dix minutes. Mais il pouvait également les rejeter dans le même temps de spectaculaire façon. Incapable de s'astreindre à la diète sévère de tout champion, il était devenu le roi du vomissement. Il avait commencé par un doigt dans la gorge quand il avait seize ans, mais cinq ans plus tard il n'avait plus besoin de son doigt. À vingt et un ans Billy était devenu si bon qu'il lui suffisait d'ouvrir la bouche et sa formidable ceinture abdominale vous expulsait le bol alimentaire avec une telle puissance que celui-ci pouvait fuser jusqu'à quatre mètres de distance.

Non pas qu'il fût incapable de se soumettre à un régime. Il en suivait un, et régulièrement. Mais, de temps à autre, il cédait à une frénésie de sucre sous ses pires formes : barres chocolatées par douzaines, tartes aux myrtilles avec du sirop artificiel, bacs entiers de glace à la vanille et biscuits enrobés de chocolat. Et des fois, c'étaient des envies de salé, qui survenaient souvent au beau milieu de la nuit, alors il quittait son lit de champion, se rendait dans une supérette ouverte la nuit et faisait provision de tacos, de chips au maïs, au fromage, de toutes sortes de chips, de cacahuètes salées et, sitôt rentré chez lui, il déballait tout, cellophanes, barquettes, sous-vide, et commençait d'enfourner avec des gestes et un regard absents jusqu'à ce qu'il soit plein à craquer. Alors il se levait, sortait sous le perron de derrière, et là, ouvrait la bouche et gerbait le tout au loin dans la nuit, jusqu'au dernier flot de bile parfumé jambon fumé. Puis il regagnait son lit de champion, dormait sa nuit de champion, prenait son petit déjeuner de champion — sans matières grasses ni sel — et s'en allait suer sang et eau sous la fonte.

Il n'avait pas la liberté de manger et de garder ce que les gens comme Earline avaient la liberté de manger et de garder. C'était pour cette raison que ces corps confits dans la graisse en étaient venus à représenter pour lui une espèce d'ultime liberté, une liberté dont il ne pourrait jamais jouir. Il regardait les grosses comme un prisonnier regarde de derrière les barreaux de sa prison les passants arpentant, rieurs et joyeux, les rues ensoleillées dont il ne peut plus fouler le pavé. Et il regardait maintenant Earline de ce même regard, Earline et son paquet de bonbons dans les mains, Earline et ses bourrelets de graisse ondulant sous l'azur de la blouse, Earline provocante de rondeurs, les yeux fixés sur ce qu'il faisait subir à la partie la plus intime de son maillot de bain bleu électrique, la partie la plus intime d'elle-même.

— Allez, dit-il. Mangez-en un.

— Ça me semble pas juste d'en manger un devant vous, Billy, dit-elle, savourant le plaisir qu'elle avait à prononcer son prénom. Pas si vous pouvez pas en manger vous-même.

— Vous avez votre vie, j'ai la mienne, dit-il. Allez, mangez un de ces bonbons, mon sucre.

— Alors, j'en prendrai un, vu que j'ai pas mangé grand-chose aujourd'hui et que j'ai besoin d'un petit en-cas pour me soutenir.

Sans le quitter des yeux pendant qu'elle parlait, elle ouvrit le paquet, plongea une main à l'intérieur, provoquant la chute de plusieurs petits papiers bruns qui voletèrent jusqu'au sol, pêcha non pas un mais deux bonbons et les fourra dans sa bouche. Elle ferma les yeux et mâcha lentement, sentant le sirop couler avec douceur non seulement dans sa bouche mais dans tout son être.

— Oui, ma douce, elle l'entendit dire à l'ombre de ses paupières closes. Mange, mange.

Elle l'entendait, comprenait ce qu'il disait et, pourtant, n'arrivait pas à y croire. Jamais un homme ne lui avait parlé comme ça. Elle avait l'impression que tout ceci était quelque merveilleux rêve et elle n'osait rouvrir les yeux. Elle prit un autre bonbon dans le sac.

— Oui, dit Billy, oui, mets-le dans ta bouche.

Elle fit ce qu'il disait.

— Suce-le, gémit Billy. Roule-le sur ta langue et suce-le.

Elle fit ce qu'il disait.

— Encore, dit-il d'une voix devenue bizarre. Prends-en encore dans ta bouche.

Elle fit ce qu'il disait, perdue entièrement dans la douceur du moment et de sa voix lui parlant si tendrement. Elle suça et mâcha, la bouche pleine, le sucre l'envahissant. Elle n'entrouvrit les paupières qu'un bref moment pour le regarder à travers ses cils mi-clos, pour l'amener plus près d'elle en cet instant, et ce qu'elle lui vit faire avec la bouche à la partie la plus intime de son maillot ne la choqua ni ne l'étonna, cela lui paraissait si naturel en la circonstance, et elle referma les yeux et se concentra sur ce qu'elle faisait avec sa propre bouche.

Elle perçut un léger gémissement dans la gorge de Billy et du temps passa — combien de temps, elle n'aurait su le dire — avant qu'elle surprenne le même gémissement dans sa propre gorge ; elle sentit soudain qu'elle s'élevait, s'ouvrait comme une fleur et se mettait à tourner et tournoyer jusqu'à ce qu'un délicieux vertige la prît et que son souffle se fît plus court. Elle rouvrit les yeux et vit que Billy l'avait prise dans ses bras, la soulevant d'un bras massif sous les cuisses et de l'autre sous les épaules, et qu'il tournait et tournait lentement dans la suite nuptiale. Son visage était près du visage de Billy, si près qu'elle pouvait voir son reflet dans les Ray Ban. C'était la première fois qu'un homme la portait dans ses bras depuis qu'elle avait dix ans, quand son père l'avait prise dans les siens pour la dernière fois.

— Tu es aussi légère qu'une plume, ma douce et belle.

Et légère elle se sentit, plus légère qu'elle ne se souvenait de l'avoir jamais été. Elle referma les yeux et Billy la Chauve-Souris continua de tourner et tourner.

CHAPITRE 12

— Merde, c'est assez grand pour en faire une écurie, ici, dit Clou, enfoncé dans un énorme fauteuil près de la fenêtre.

— C'est beau, et gratuit, dit Shereel, qui se tenait debout dans la suite de Clou, son peignoir fermement serré autour d'elle. Pour l'amour du Ciel, essaie d'en profiter.

— J'en profite pas et j'ai pas l'intention d'en profiter, dit-il, le regard tourné vers la fenêtre. Il y a plus grand-chose dont j'aie envie de profiter, mais ce qui pourrait rester se trouve sûrement pas dans ce putain d'endroit. Quand je pense que je suis revenu du Viêtnam avec un pied estropié et des cauchemars pour le restant de mes jours pour des connards comme j'ai pas arrêté d'en voir depuis qu'on a franchi la frontière de ce putain d'État, ça me laisse rêveur.

Il sortit une allumette de cuisine de la pochette de sa chemise, la porta à sa bouche et regarda Shereel. Ses lèvres minces s'étirèrent en une grimace qui aurait pu passer pour un sourire s'il y avait mis un tant soit peu d'humour.

— Femme, ma sœur, t'as pas besoin de tenir ton peignoir fermé comme ça, ici.

Elle avait une terrible envie de partir, de regagner sa chambre. Sans relâcher sa prise sur son peignoir-éponge, elle lui rendit son regard.

— J'aurais pas besoin de le tenir si t'avais pas coupé tous les boutons.

— Mais je les ai coupés, hein ?

Elle ne répondit pas et s'efforça d'adoucir son expression, parce que s'il y avait une chose qu'elle ne voulait pas, c'était le mettre en colère. Il était déjà sauvage comme un bronco avant son départ pour le Viêt-nam, mais c'était une bête enragée et dangereuse qui était revenue de la guerre. Shereel aurait aimé comprendre la folie qui possédait Clou, mais elle ne le pouvait pas. Et c'était peut-être cette impuissance qui lui faisait peur. Quand elle regardait Clou dans les yeux, elle avait l'impression de plonger dans un puits noir et sans fond.

— C'est jamais que des boutons, dit-elle. Ça se recoud.

— Ouais, au moins ce que je coupe, ça se recoud, dit-il. Tous ceux que j'ai touchés avec mon couteau peuvent pas en dire autant.

— Clou, j'aimerais bien que tu arrêtes de parler comme ça. Je suis pas en état de le supporter. Je suis ici pour remporter le Cosmos et il faut vraiment que je me concentre.

De nouveau ce sourire sans humour qui n'était pas un sourire.

— Et moi, il faut que je baise.

— Pas maintenant, pas ici.

— C'est ce que tu m'as dit en bas dans cette salle où il y a toutes ces chaises, après qu'on a invité Monsieur Muscle à aller se faire voir ailleurs. C'est exactement ce que tu as dit : pas maintenant, pas ici.

— Je suis contente que tu m'aies écouté et que tu t'en souviennes. Mais je parlais pas spécialement de cette salle. Je voulais dire pas ici, au Blue Flamingo, pas maintenant, à la veille de la compétition.

Pendant qu'elle parlait, il avait sorti sa queue de son caleçon de bain, et elle se dressait, violacée et énorme contre son ventre.

— Femme, ma sœur, je me suis pas tapé neuf cents putains de kilomètres dans mon pick-up pour m'astiquer le manche.

Sur le gland était tatouée une mouche. Shereel se souvenait de la première fois où elle l'avait vue ; elle avait quatorze ans. Elle avait voulu la chasser de la main. Mais c'était il y a longtemps, et pas mal de choses avaient changé depuis.

— Les temps changent, dit-elle.

— Redis-le, dit-il, se caressant la bite comme si elle était quelque bestiole exotique, mais sans jamais quitter Shereel des yeux.

— J'ai dit que les temps changent.

— C'est bien ce que j'ai cru comprendre.

— Si tu réfléchissais une minute, tu comprendrais mieux encore.

— Un homme qui bande a du mal à faire autre chose. Il y a eu un temps où, toi, tu le savais, femme, ma sœur.

Elle sentit sa peau se tendre autour de ses yeux et il y avait quelque chose dans sa tête qui menaçait de se libérer. Elle pouvait la sentir, cette chose, se débattre sous son crâne et tenter de briser ses liens pour s'en aller Dieu sait où.

— Et arrête avec ces conneries de « femme, ma sœur », dit-elle.

— Comment tu veux que je t'appelle, alors ? demanda-t-il, continuant de se palucher d'un air absent, comme si c'était là la chose la plus naturelle au monde. Tu veux que je te donne du « Shereel » ? Peur de pas pouvoir, femme, ma sœur.

— Si on est seuls, tu peux m'appeler Dorothy et si quelqu'un risque de t'entendre, « Eh, toi ! » suffira bien.

Il baissa les yeux sur la mouche décorant son gland et dit d'une voix lointaine :

— J'aime pas te dire ça, mais tu parles comme une conne. Un type, au Viêt-nam, m'a parlé un jour comme ça. On est partis en patrouille, il est pas revenu. Mais pas à cause de ces petits enculés qui ont les yeux fendus comme leur cul, non. À cause de mon couteau qui l'a trouvé dans le noir et l'a laissé dans la poussière, les bras en croix.

— Ça aussi, c'est inutile de me le rappeler, Clou, dit-elle. Je te connais mieux et plus que n'importe qui et je sais tout ce qui s'est passé.

— Tu connais rien de rien, dit-il. Sinon, tu serais déjà assise sur moi.

— Pas maintenant, pas ici.

Elle ne s'était pas lavée depuis que Russell lui avait laissé de sa substance, et elle savait comment était Clou. La queue de Clou aurait le goût de Russell. Et cette idée déchaîna la petite chose vicieuse qui se débattait dans sa tête et une question se forma dans son esprit : « T'es quoi, une championne ou une putain de planche à trous ? »

— Pas maintenant, pas ici, dit-elle de nouveau.

— Tu te répètes, femme, ma sœur.

Elle ne répondit pas, tout à l'écoute de cette chose qui était tout près de se libérer. Championne ou planche à trous ? Qui a sué et souffert le martyre pour arriver jusqu'ici ? Est-ce toi ? Est-ce toi qui as tant sué et tant souffert ? Alors, pourquoi tu te ferais enfiler par toutes les bites en manque de trou ? Pourquoi, hein ?

Elle se tourna vers Clou juste au moment où il se levait pour aller vers elle. Il était très rapide pour un homme de sa taille, mais il n'avait pas besoin de se précipiter. Elle n'entendait pas bouger. La chose avait enfin réussi à se libérer et elle criait sauvagement dans sa tête. Elle l'écouta hurler, laissant Clou l'enlever dans ses bras et l'emmener sur le fauteuil. Elle le regarda faire glisser son peignoir et arracher son string. Elle était nue. Elle continua de le regarder et d'écouter pendant qu'il la couchait par-dessus l'un des bras du fauteuil. Elle se laissa faire et cela parut le satisfaire.

— C'est mieux, beaucoup mieux, dit-il. Mais qu'est-ce que je vois là ? Doux Jésus, j'crois bien que j'suis mort et que j'suis au paradis.

Elle bougea, sans savoir qu'elle bougeait, comme si elle avait longuement préparé son coup, ce qui n'était pas le cas. Si elle bougeait, c'était sous l'impulsion de cette chose libérée en elle, nuage de soufre tourbillonnant et grondant.

— Allons, voyons, dit Clou sans affolement.

— Voyons, dit-elle, aussi calme que s'ils avaient parlé de la pluie et du beau temps.

Elle avait pivoté légèrement sur ses hanches et sa main s'était glissée vers l'étui du couteau, avait trouvé et pressé le cran, faisant jaillir la lame. Elle avait agi avec la vitesse du cobra et, maintenant, elle appuyait la longue lame d'acier bleui à la base du braquemart, de sa belle main musclée qui ne tremblait pas.

Clou s'était immobilisé et, quand il parla, il le fit d'une voix calme, presque absente.

— Juste au moment où j'croyais être monté au paradis.

— Si tu y montes, tu y monteras en eunuque.

— Parce que tu le ferais ?

— Tu veux que je te montre ?

— Qu'est-ce qu'en penserait Fonse ?

— Probable qu'il comprendrait pas, mais tu aurais quand même perdu ta bite.

— C'est tes muscles qui ont fait de toi une gouine ? Pourquoi tu voudrais me couper la queue ?

— Pourquoi tu m'écoutes jamais ? J'ai essayé de te dire ce qui se passait, mais tu veux jamais rien entendre. Moi aussi, j'ai ma vie.

Sous la tension, sa main commençait à trembler.

— Shereel.

Elle leva les yeux de sa main et de la lame contre le sexe de Clou pour le regarder.

— Shereel, fit-il de nouveau, roulant le mot sous sa langue. Ça sonne pas mal. C'est donc ce que tu es, maintenant, une Shereel ?

— Je le suis, et pour toujours.

Elle jeta un coup d'œil à sa main et tenta de raffermir sa prise.

— Laisse-moi te dire quelque chose au sujet de ce couteau, Shereel. J'crois que Dorothy le saurait sans qu'on ait rien à lui dire, mais peut-être que Shereel, elle, a besoin qu'on lui dise. T'as jamais rien tenu dans ta main de plus tranchant. Si tu fais pas gaffe, tu vas finir par la couper pour de bon. Cette lame interdit la tremblote.

— Ça donne à réfléchir, ça, hein, Clou ? Tu réfléchis, dis-moi. Parce que si j'étais à ta place, je réfléchirais.

— C'est ça que tu ferais si t'étais à ma place, tu dis ?

— Ouais, je repenserais la chose depuis le début.

La voix de Clou descendit d'une octave et elle résonna comme celle qu'il avait ramenée du Viêtnam : froide, folle, fatale.

— Tu veux la couper, sale conne ? Alors, coupe.

— C'est vraiment ça que tu veux, Clou ?

— J'préférerais que tu me tranches la gorge plutôt que la queue, dit-il. Tu me rendrais même un putain de service en me tranchant la gorge.

Il sourit et, pour la première fois, c'était un vrai sourire.

— Mais j'te rendrais peut-être un plus grand service si c'était moi qui te la tranchais, la gorge.

Malgré elle, elle sentit les larmes lui brûler les yeux.

— Quelles saloperies tu peux sortir, parfois.

Nouveau et franc sourire.

— Hé, regarde où t'as la main et contre quoi tu appuies cette putain de lame et puis tu me diras où se trouve la vraie saloperie.

Et elle la regarda, sa main, et le couteau qu'elle serrait, les phalanges blanchies. Merde, il avait donc fallu en arriver là. Elle savait ce qui l'y avait poussée et elle savait aussi qu'il s'en était fallu de peu pour que le pire se produise.

— Je veux pas, j'ai jamais voulu te couper, dit-elle d'une voix neutre.

— Sors jamais un couteau si t'as pas l'intention de t'en servir, Shereel.

Elle écarta sa main, ouvrit les doigts et laissa le couteau tomber avec un bruit mat sur la moquette. Puis elle s'écarta de lui et s'assit dans le fauteuil.

— Vas-y, dit-elle.

— Quoi, vas-y ?

— Moi.

— J'pense pas.

— Tu peux venir, j'm'en fous.

— J'ai jamais violé de femme et c'est pas les occasions qui m'ont manqué. J'suis vierge de ce côté-là et j'ai envie de le rester.

— Ce serait pas du viol. Si tu as toujours envie, prends-moi, c'est gratuit.

— Un autre jour, peut-être, dit-il, se baissant pour ramasser le peignoir. Mais pas maintenant, pas ici.

— Pourquoi pas ?

— Changé d'avis.

Il tendit le peignoir devant lui.

— Viens, rhabille-toi. On va voir ce que font les autres.

Elle se glissa dans le peignoir, qu'elle referma autour d'elle.

— Ce que tu peux être gentil quand tu veux.

— J'aurais jamais pensé ça.

— Moi, si.

Elle passa ses bras autour de son cou et se pressa contre lui.

— Il y a une minute, tu menaçais de me la couper, dit-il, et maintenant tu te pends à mon cou. Bizarre, non ?

— Je suis toujours la même fille qu'avant.

— Non, tu l'es plus. Et tu le seras jamais plus. Au Viêt-nam, j'arrêtais pas de me dire que j'étais toujours le même homme, mais je me mentais à moi-même. Des fois, les choses te changent jusqu'à l'os et, quand ça arrive, c'est pour la vie.

— Quand je me suis lancée dans cette histoire, je

m'attendais pas à ça, dit-elle. Si j'avais su que ça tournerait de cette façon, j'aurais laissé tomber tout de suite.

— Moi, je m'attends à rien, jamais, c'est pourquoi je suis jamais surpris. Mais, cette fois, j'dois dire que surpris, je le suis. J'avais envie de toi et toi, tu voulais pas de moi. Et puis j'ai vu mon couteau dans ta main et la lame contre ma queue.

Il se tut un instant, secouant la tête.

— Et comme bouquet final, toi qui t'offres à moi et moi qui en veux plus.

Il se baissa de nouveau pour ramasser le couteau et le glisser dans son étui.

— J'aurais dû m'en douter que le moteur avait coulé une bielle quand Fonse et les autres ont disparu.

— Ils n'ont pas disparu, dit Shereel. On leur a, comme à toi, donné une suite à chacun.

— Tu te souviens des numéros de ces putains de suites ?

— 1216, 1517 et 911. Earline, elle, a la suite nuptiale.

— J'préfère pas faire de commentaires là-dessus, dit-il. Viens, on va voir si on peut trouver Fonse.

À la porte, Tête de Clou se retourna pour regarder la suite de pièces en enfilade.

— Tu sais, j'leur ai dit que j'en voulais pas, de leur suite, pas plus que de leur charité, que j'pouvais payer mon lit. Mais finalement, j'crois que ça va me plaire.

Il la regarda, un sourcil en accent circonflexe.

— Ils vont me nourrir et me blanchir gratis aussi ?

— Oui, et ils paieront ta note de téléphone.

— Tu sais bien que je me sers jamais de ce putain de machin.

Il disait vrai. C'était Shereel qui avait dû téléphoner quand ils avaient quitté la salle de conférences et regagné la chambre qu'il partageait avec Fonse, Moteur et Turner. Il n'y avait plus personne, la chambre était nettoyée, les draps changés, les lits refaits et une note attachée par un ruban bleu pendait à la poignée de la porte. Il y était écrit d'une main fine que M. Harry Barnes — hôte distingué de l'hôtel Blue Flamingo — était prié d'appeler la réception pour prendre connaissance d'un important message. Clou avait été furax qu'on ait touché à son sac qui contenait, avec son nécessaire à raser et quelques sous-vêtements de rechange, un 357 magnum chargé enveloppé dans une toile huilée et une grenade à fragmentation enveloppée dans rien.

— Tout va bien, l'avait rassuré Shereel. Laisse-moi téléphoner.

— Si c'est Lipschitz qui répond, dis-lui que cette fois il peut faire une croix sur son nez.

Mais ce n'était pas Lipschitz. C'était une voix prudente qui expliqua à Shereel, quand elle se fut identifiée, que M. Barnes et tous les Turnipseed étaient désormais les gracieux invités de l'hôtel en l'honneur de la grande Shereel Dupont, la favorite à l'élection de Miss Cosmos. Un chasseur était déjà en route pour conduire M. Barnes à la suite qui lui était attribuée. Shereel avait à peine reposé le combiné qu'on frappait discrètement à la porte. Un groom cubain parfaitement stylé leur avait alors montré la suite de Clou, dont le petit sac de voyage était là, rangé dans la penderie, le 357 magnum emmailloté dans sa toile et la grenade nichée dans les caleçons.

— Où tu vas comme ça ? demanda Clou à Shereel qui passait devant l'ascenseur sans s'arrêter.

— J'ai pensé qu'on pourrait prendre l'escalier, dit-elle. P'pa et m'ma sont six étages plus haut seulement.

— Je vais pas me taper six étages à pinces quand il y a un ascenseur pour ça.

— Excuse-moi, mais c'est à moi que je pensais. Je t'expliquerais bien pourquoi, mais c'est un peu compliqué.

— Merci, je trouve que c'est déjà assez compliqué comme ça.

— C'était histoire de prendre un peu d'exercice et de rester en dessous du poids.

— En dessous du poids ?

— Oui.

— Écoute, fais ce que tu veux. Si tu tiens à suer, prends l'escalier. Moi je prends l'ascenseur. Rendez-vous là-haut.

— Je prends l'ascenseur avec toi, dit-elle. Je disais n'importe quoi.

— Prends-le donc ton putain d'escalier.

Pour toute réponse, elle appuya sur le bouton de l'appareil et, repoussant ses lunettes de soleil sur le bout de son nez, regarda Clou.

— Garde ton calme, tu veux bien, Clou ?

— Moi ? J'ai jamais été aussi calme. C'est ce putain de monde qui l'est pas.

— Exact, dit-elle.

Quand la porte de l'ascenseur s'ouvrit, ils crurent une seconde qu'il était plein, mais ce n'était qu'une impression due à la présence des quatre jeunes femmes qui l'occupaient. Elles étaient toutes aussi grandes que Clou et portaient chacune le même survêtement ultramoulant en viscose bleu électrique et le même serre-tête à paillettes bleues. Elles avaient de longues mains, fortes et musclées, et des ongles impeccablement vernis rouge sang. Leurs dents parfaites éclataient de blancheur et, à l'exception de la plus jolie et de la plus jeune, qui avait la couleur d'un café-crème, elles étaient toutes d'un noir de nuit.

— Entre donc, blanc-bec, dit l'une d'elles. T'inquiète pas, on mord pas.

À leur vue, Clou s'était arrêté net et il se tenait devant l'ascenseur dont il retenait la porte ouverte de sa main.

— Je m'inquiète jamais, dit-il. C'est plutôt les autres qui s'inquiètent quand j'suis là.

Et comme il ne bougeait pas, l'une d'elles dit :

— On pourrait peut-être en discuter en montant ?

Clou se demanda une fois de plus laquelle d'entre elles avait parlé. Elles arboraient toutes le même sourire, dents éclatantes de blancheur sur épaisses lèvres peintes.

Clou entra dans l'ascenseur et Shereel suivit. Il alla se placer du côté opposé aux filles, les bras croisés sur la poitrine et les yeux fixés au plafond pour éviter de les regarder. Il n'avait encore jamais vu de femmes comme elles et il était confondu par l'impressionnante et palpable puissance qui émanait d'elles. Et Clou n'aimait pas être confondu et il n'aimait pas être dans cet espace confiné avec elles. Il y avait quelque chose de menaçant dans leur taille et le fait qu'elles étaient très belles le mettait en rage pour des raisons qu'il n'aurait pu nommer et qu'il ne voulait pas savoir. Enfin, il n'aimait pas leur façon de parler. Jamais personne ne lui avait parlé sur ce ton. Les femmes surtout, et particulièrement des Noires.

— Oh, vous sentez l'air qui se fait rare ? dit la plus claire et la plus jolie.

— Très rare, Vanella.

— On est en compagnie d'un trouduc de première classe, Shavella.

— Vanella, honte à toi. Tu parles mal. Faites pas attention, monsieur.

Clou les regarda avec stupeur. Pourquoi ces créatures lui parlaient-elles ? Comment était-ce possible que sa vie se trouvât unie aux leurs, parce que c'était bien ça, indiscutablement ça qu'il ressentait : uni à ces quatre négresses monstrueuses par la taille et la beauté. À chaque fois qu'elles bougeaient, leurs muscles roulaient et bosselaient sous la fine pellicule de viscose.

— C'est à moi que vous causez ? demanda Clou. C'est à moi que vous causez ?

— Doucement, Clou.

— La maigre l'appelle Clou, Starvella.

Shereel vint se placer entre Clou et les quatre filles. Elle savait qui elles étaient, mais elle ne savait pas trop comment réagir avec elles. Elle savait seulement comment Russell voudrait la voir réagir et, s'il avait été là, il se serait assuré que Shereel leur manifestât une franche hostilité ou bien une totale indifférence. Mais Russell n'était pas là et Clou ne comprendrait pas un tel comportement de sa part. Il pourrait même penser qu'elles lui avaient fait quelque chose de très vilain si elle réagissait de cette façon, et s'il pensait ça, il y aurait de la bagarre. Par ailleurs, elle les aimait bien, ces filles. Elles étaient très jeunes, tout juste de grandes enfants aux muscles hypertrophiés.

— Contente de vous revoir, dit-elle.

Les quatre, dans un impeccable mouvement d'ensemble, baissèrent de leur main droite leurs lunettes sur leurs narines épatées et dévisagèrent Shereel d'un même regard noir.

Shereel connaissait ces mouvements d'ensemble dont les quatre sœurs s'étaient fait une spécialité. Une chorégraphie qui devait exiger pas mal d'entraînement pour être aussi parfaite. Rien n'était plus impressionnant que de les voir soudain se livrer aux mêmes gestes, réciter en chœur les mêmes paroles. Clou s'était adossé involontairement à la paroi en les voyant faire.

— Pas mal, pas mal, dit Shereel. Je vois que vous n'avez pas perdu la main.

— Pas de compliments, petite. On peut pas t'aider.

— Et Dieu sait si tu as besoin d'aide, Shereel Dupont, dit Vanella.

Elle était la plus claire et la plus belle et la plus vive des quatre, et Shereel avait toujours eu envie de mieux la connaître. Elle était sûre qu'elles feraient une paire d'amies. Mais même si cela avait été possible, Russell s'y serait opposé.

— Oui, elle a bien besoin d'aide, ajouta Starvella.

— Oui, maintenant et au moment de sa disparition précoce, dit Jabella.

— Parce que, dit Shavella, parce que tu es marquée par...

Et les quatre, en chœur :

— Satan, le péché et la mort.

Vanella leva sa belle main en l'air, l'index tendu.

— Et... et tu te couvriras de cendres et de sac.

Et les quatre, en chœur :

— De cendres et de sac.

Puis, levant leurs mains droites dans un bel ensemble, elles repoussèrent du majeur leurs lunettes sur leur nez.

Shereel applaudit et, toujours souriante, leur dit :

— C'était super. Je crois que votre avenir est dans la danse.

— Et le tien est écrit sur ton visage, dit Vanella.

— Sœur Marvella te mâchera toute crue et te recrachera, dit Jabella.

— Quelle impression ça fait d'être morte ? dit Shavella.

— On devrait déposer une fleur sur ta tête, dit Starvella.

— Tu as besoin de fleurs sur la tête. Tu es morte !

— Oui !

— Devant nous !

— À nos pieds !

— Oh, Seigneur !

— Ayez pitié !

— Dieu, miséricorde !

Toutes ensemble :

— Pas de pitié !

L'ascenseur s'arrêta. Les quatre filles se tournèrent d'un même mouvement vers la porte au moment où elle s'ouvrait.

— Merci pour ce petit spectacle, dit Shereel. Faites mes amitiés à Marvella. Dites-lui que je lui montrerai à quoi ressemble vraiment une championne.

Aucune des filles ne répondit. Elles sortirent de l'ascenseur et s'en furent dans le couloir, toutes portant en travers de leurs larges épaules :

GYMNASE BLACK MAGIC
DETROIT, MICHIGAN
VILLE NATALE DE LA CHAMPIONNE
MARVELLA WASHINGTON

Quand la porte de l'ascenseur se referma, Clou dit :

— Je veux pas savoir ce que c'était.

Puis, comme l'appareil s'élevait :

— Qu'est-ce que c'était ?

— Quatre grandes filles.

— Déconne pas.

— Starvella, Shavella, Jabella et Vanella.

— Déconne pas.

— J'y peux rien si elles s'appellent comme ça.

— J'ai pas de mal à le croire. Des négresses, hein ? Les nègres de chez nous, ils veulent s'appeler comme leurs mamans et leurs papas. Mais celles qui viennent de sortir, elles sont pas de la même race. Pourquoi elles sont pas comme les autres ?

— Parce qu'elles sont des bodybuilders. Comme moi.

— Nom de Dieu !

— Elles ont voulu nous bluffer, Clou. Pour l'amour du Ciel, prends pas ça au sérieux.

— J'ai jamais rien pris au sérieux. J'vais pas commencer maintenant. Mais t'en connais beaucoup, des comme ça ?

— Oui et non. Les sœurs Washington sont spéciales, mais c'est vrai, il y a pas mal de tordus dans ce sport.

— Tu as quitté les tiens pour venir dans ce monde de pourris et perdre ton âme, tu le sais ?

— Ce n'est pas mon âme qu'on va juger demain. C'est mon corps. Ici, le corps est roi. Tu comprends ça, Clou ? Le corps.

— On dirait qu'elles te connaissent bien. Comment ça se fait que tu fraies avec des nègres étrangers ?

— Elles m'ont déjà vue en compétition. Des tas de fois. Contre leur sœur, Marvella.

— Marvella ?

— Oui.

— Bon dieu, j'ai encore jamais entendu des nègreries pareilles.

— Arrête un peu avec tes « nègreries », tes « nègres » et tes « négresses ». On est pas en Géorgie, ici.

Mais Clou ne semblait pas avoir entendu. Il avait pris un regard lointain et Shereel savait qu'il réfléchissait ou, du moins, essayait. L'ascenseur s'immobilisa et ils descendirent.

— Il y en avait un dans ma section, au Viêt-nam, dit Clou, jetant un regard dans le couloir long comme un terrain de football et assez large pour y passer avec un camion vide-ordures. Il s'appelait Radiateur. Incroyable, non ? Il disait qu'il avait un frère nommé Pare-Chocs et un autre, Essuie-Glace. Il disait que son papa aimait les voitures.

Shereel s'était arrêtée avec lui près de l'ascenseur.

— Clou, j'ai un frère qui s'appelle Moteur.

— Surnommé Moteur, dit-il, et on sait pourquoi. Toujours plongé jusqu'à la taille dans le moteur d'une vieille caisse. Et un surnom, ça compte pas. Il y a des fois où j'aimerais comprendre les nègres, il y a des fois où je les comprends.

— Il y a rien à comprendre avec les filles qui étaient dans l'ascenseur avec nous. Elles sont jeunes et belles et elles seront des championnes dans quelques années. Mais j'ai pas à m'inquiéter, parce que le jour où elles seront prêtes, je ne serai déjà plus dans le circuit. Leur sœur, c'est une autre histoire. C'est elle que je dois vaincre.

— Il faut que tu battes une négresse appelée Marvella ?

— Il ne restera que nous deux en course. Tout le monde le sait. Mais y en a qu'une qui peut l'emporter.

— T'en as qu'une à vaincre ?

— Oui, et tout dépendra des juges. De ce qu'ils aiment, s'ils les aiment grandes et massives ou s'ils les aiment moins grandes et moins massives.

— Tu penses que tu peux la battre ?

— Oh, je sais que je peux. Du moins, je sais que c'est possible. Je l'ai déjà battue.

— Alors pourquoi tu t'inquiètes ?

— Parce qu'elle aussi, elle m'a battue.

— Comment ça peut se faire ? Elle t'a battue et tu l'as battue ? J'vois pas comment c'est possible.

— C'est le sport qui veut ça. On a fait toutes les compétitions du pays, jamais encore pour le titre de Miss Cosmos, mais des concours importants. Et des fois, c'était elle, des fois, c'était moi. Elle m'a battue trois à deux.

— Je pourrais pas supporter ça, de pas pouvoir en finir une bonne fois pour toutes. C'est ça qui déconnait au Viêt-nam, de pas pouvoir régler les comptes définitivement. Je peux vivre avec un oui, je peux vivre avec un non, mais je peux pas vivre avec un peut-être.

Ils avançaient dans le couloir tout en parlant, jetant au passage un regard aux numéros sur les portes.

— Et c'est pourquoi on est ici, au Cosmos, Marvella et moi. Pour régler les comptes une bonne fois pour toutes. Ça va se jouer et se décider ici, à Miami Beach. Elle me bat ou c'est moi. Et si je la bats, après ça, il restera plus rien à remporter.

Il s'arrêta pour la regarder.

— Plus rien à remporter, tu dis ? C'est ce que disait Muscle, non ?

— C'est ce qu'il disait. On sera arrivé au bout du voyage. Au sommet de la montagne. Bien sûr, on peut toujours se représenter l'année suivante. Il y en a plein qui ont gagné le Cosmos plus d'une fois. Mais je les comprends pas. Pourquoi se battre pour une chose qu'on a déjà eue ?

— J'ai jamais pensé que t'étais le genre de fille à mastiquer deux fois la même chique.

— Tu as toujours traduit élégamment mes pensées, Clou.

— Alors si tu gagnes, tu raccroches les gants ?

Ils s'étaient remis en marche et Shereel prêtait attention aux numéros sur les portes.

— Je sais pas si je laisserai tout tomber mais je me vois mal en train de repasser par le même calvaire.

— Déjà que nous on t'y voyait pas ce coup-ci.

— Je te demande pas de te mettre à ma place, Clou. Je demande ça à personne. Maintenant je suis là et il faut que je gagne.

— Tu gagneras, dit Clou. T'inquiète pas, tu gagneras.

Elle s'arrêta, le prit par le bras et le regarda.

— Tu m'as encore jamais dit ça. Pas une seule fois tu l'as dit.

— Si tu me l'avais demandé, je te l'aurais dit. J'ai jamais douté de toi.

Elle se détourna de lui et se remit en marche.

— J'ai jamais douté de moi non plus. Sauf de temps à autre. Dans ces moments-là, j'ai la trouille de perdre, perdre après l'enfer que j'ai traversé, qu'il m'a fallu traverser.

— Rassure-toi, petite fille, le Clou est avec toi.

— Tu es gentil, dit-elle, mais tu n'as pas vu Marvella. Tu sais pas ce que « massif » signifie tant que tu l'as pas vue. Grande, forte et dessinée comme une carte d'anatomie. Tellement sèche que tu pourrais lui voir le foie ou du moins deviner où il est.

— Quoi, des grands, des géants, j'en ai vu, et je sais où se trouve le foie. Mon couteau aussi sait où il se trouve.

Elle lui jeta un regard vif.

— Clou, promets-moi que tu toucheras pas à ton couteau.

— Ça, Shereel, c'est une chose que je pourrais même pas promettre à ma vieille maman.

— Oh, je le sais bien, dit-elle. Fais seulement comme tu pourras et ça ira. Et puis, merci, Clou, d'accepter mon nouveau nom, de m'appeler Shereel. Je sais ce que ça te fait.

— Tu sais rien de rien, Shereel. Et puis, ton nom, il m'a pas coûté un sou.

Des applaudissements, des cris et des sifflets provenaient de derrière la porte devant laquelle ils s'étaient arrêtés. Ils pouvaient clairement entendre la voix enrouée par le tabac de Fonse — ponctuée de quintes de toux — aboyant sans cesse « Bon sang de merde ! ».

— C'est la chambre de p'pa et m'ma mais je me demande ce qui se passe, dit Shereel. Ils regardent peut-être un match de foot à la télé.

— Ou un lynchage, dit Clou. Mais la seule façon de le savoir, c'est d'entrer.

Il leva son poing et frappa à la porte. À l'intérieur, le bruit, loin de cesser, augmenta. Et la porte ne s'ouvrit pas.

— C'est peut-être pas fermé à clé, dit Shereel.

Clou regarda la poignée mais n'y toucha pas.

— J'peux pas entrer chez Fonse comme ça. Je sais pas ce qu'ils sont en train de fabriquer, et puis j'imagine que Fonse aussi est armé.

— Comment ça, Fonse aussi est armé ?

— C'est une façon de parler, dit Clou. On part pas pour le pays des dingues sans biscuit, quand on est un homme de bon sens. Dorothy le saurait, ça. Je suppose que Shereel a encore pas mal de choses à apprendre.

— Arrête avec ça, Clou. Dorothy saurait et Shereel saurait pas. Ça veut rien dire, les noms. J'ai pas changé, je suis toujours la même.

— Les noms, ça veut tout dire et tu as changé, t'es plus la même, dit-il. Et ça aussi, il faudra que tu l'apprennes.

— En tout cas, il y a une chose que je ferai pas, c'est rester une minute de plus dans ce couloir, à écouter ce ramdam.

Elle tourna la poignée et ouvrit la porte en grand. Mais elle n'entra pas. Elle ne bougea pas. Clou non plus. Shereel ouvrit la bouche pour dire quelque chose mais aucun son ne sortit. Et elle garda la bouche ouverte. La main de Clou se porta machinalement à son ceinturon, histoire de vérifier que le couteau était bien dans sa gaine.

Clou se pencha jusqu'à ce que son menton s'appuie contre l'épaule de Shereel et lui murmura à l'oreille :

— C'est quoi, ce bordel ?

— J'en sais rien, répondit-elle tout bas.

Au fond de la première pièce de la suite, qui était la plus grande de l'hôtel et d'ordinaire réservée aux flambeurs, la famille de Shereel était assise en demi-cercle — Earnestine, Moteur, Earline, Turner et Fonse —, se passant un grand carton de Colonel Sanders, tandis que Bill la Chauve-Souris se tenait sous une lampe à pied, qu'on avait posée sur une table et inclinée de façon à servir de projecteur.

— Et maintenant, je vais prendre la pose qu'on appelle le « crabe », elle fait ressortir tous les muscles, annonça Billy.

Il se mit à souffler comme un phoque, inspirant et expirant fortement, les bras tendus devant lui, les poings serrés, le buste penché en avant, les jambes légèrement fléchies. Et tous ses muscles, de la gorge aux chevilles, gonflèrent, saillirent, puis frémirent tandis que les veines commençaient de dessiner leur entrelacs sous la peau. Et Bill la Chauve-Souris continua de tenir la pose, les yeux vitreux, striés de rouge. Et maintenant, les différents muscles se départageaient les uns les autres, gonflant encore, comme s'ils avaient puisé dans quelque secrète source de sang.

— ALLEZ, BILLY ! hurla soudain Earline en agitant une cuisse de poulet au-dessus de sa tête avant de la porter à sa bouche et, dans son enthousiasme, la croquer peau et os compris.

— Vas-y, fils ! cria Fonse, que couronnait un nuage de fumée.

— Bon sang de merde ! vrombit Moteur.

— Putain de Dieu ! jura Turner.

— Attention à toi, Turner, dit Earnestine, avant de

se joindre au concert d'encouragements : Allez, Billy ! Allez !

Du couloir, d'où il n'avait pas bougé, Clou chuchota à Shereel :

— Tu peux me dire ce qu'il est en train de faire ?

— Oui, mais je pourrais pas te dire pourquoi il le fait et surtout pourquoi il le fait là où il le fait.

— On dirait qu'il bande de tout son corps, dit Clou.

Shereel lui décocha un regard réprobateur.

— Tu pourrais pas oublier ta bite deux minutes ?

— Un jour, je mourrai, dit Clou, et quand ça arrivera, j'oublierai pour toujours ma bite. Mais ce jour-là est pas encore arrivé.

Billy avait relâché la pose et il se détendait maintenant sous la lumière, roulant sa tête sur son cou épais pendant qu'il parlait.

— Ce que je viens de vous montrer, c'est ce que certains des concurrents masculins font quand les juges leur demandent de prendre la pose du « crabe ». Il y a pas mal de juges qui aiment pas voir les femmes prendre cette pose et les pauvres femmes savent jamais si elles devront exécuter le mouvement ou pas.

— J'me demande comment j'serais si je faisais le crabe, dit Moteur.

— C'est facile, dit Billy. Viens donc ici, mon gars, et on verra.

— Billy, dit Earline, la bouche pleine d'un nouveau morceau de poulet, tu es tellement gentil et brave. Hein, m'ma, qu'il est gentil et brave ?

Earnestine se pencha pour tapoter l'épaule rembourrée de sa fille.

— Oui, il m'a l'air d'un bon garçon, dit-elle. Mais j'ai toujours eu un faible pour les gars du Tennessee.

— J'en ai jamais rencontré un seul comme lui, dit Earline.

Moteur avait rejoint Billy et, sous la lumière de la lampe, son poil soyeux jouait de mille reflets.

— Alors, voilà ce qu'il faut que tu fasses, dit Billy. Tu...

— Attends une seconde, dit Moteur, la main en abat-jour sur ses yeux, le regard tourné vers la porte d'entrée. Ohé, voyez un peu ce que Clou nous a rapporté. Entre, entre, revenante, ça fait un bail.

Fonse et Earnestine et Earline et Turner se retournèrent et virent Shereel et Clou, à la porte, les pieds toujours dans le couloir et le buste penché dans l'entrée. Fonse se leva comme un ressort et vint vers Shereel les bras tendus, la Camel au bec, une cendre de trois centimètres menaçant de rompre. Earline et Earnestine suivirent, laissant derrière elles un chapelet de gloussements.

— J'commençais à croire qu'on te verrait jamais, dit Fonse, jetant ses bras autour de sa fille, qui faisait exactement la même taille que lui. Et enlève-moi ces carreaux noirs que j'puisse te voir.

Et, comme elle enlevait ses lunettes de soleil, il faillit l'embrasser avant de s'apercevoir qu'il avait la cigarette aux lèvres. Il jeta la Camel par terre et l'embrassa fort sur la bouche. Puis, parlant par-dessus l'épaule de Shereel, il dit à Clou :

— Où tu l'as trouvée, garçon ?

— Ce serait trop long et compliqué à raconter, dit Clou. Et puis, j'suis sûr que ça t'intéresserait pas.

Earline et Earnestine les entouraient et elles arrachèrent Shereel des bras de Fonse pour lui assener force baisers, tapes et étreintes, ce que Shereel endura avec patience, s'efforçant même de sourire.

Elle aimait sa famille, elle les aimait tous, mais elle se serait volontiers passée de tout ça. Elle aurait souhaité de tout son cœur qu'ils ne viennent pas. Elle avait bien essayé de les décourager, leur disant que ce n'était pas la peine qu'ils fassent le voyage, mais elle ne pouvait tout de même pas leur dire qu'ils la gêneraient. Ils n'auraient pas compris, et puis ils étaient de son sang. C'étaient les siens et, maintenant qu'elle avait besoin d'être seule, de se concentrer, elle devait faire avec. Avec ce sang, cette perturbation, ces Turnipseed.

— Viens donc t'asseoir, dit Fonse. Il nous reste plein de Colonel Sanders. Turner, donne donc à ta sœur une de ces assiettes que personne a utilisées et mets-y aussi des haricots et de la salade de chou.

— Non, merci, p'pa, dit Shereel, mais j'peux pas manger ça.

— Merde, j'oubliais, dit Fonse. Billy non plus en a pas voulu.

Shereel tourna la tête en direction de Billy.

— Bonjour, Bateman.

— Bonjour, Mlle Dupont.

— Vous vous connaissez ? demanda Clou.

— Tout le monde connaît Shereel Dupont, répondit Billy.

Shereel regarda Clou puis, désignant Billy Bateman, alias la Chauve-Souris :

— Je te présente M. Bill Bateman. Billy, voici Harry Barnes.

Les deux hommes ne se serrèrent pas la main mais Billy Bateman dit :

— Appelle-moi Billy.

— Les gens m'appellent Tête de Clou ou simplement Clou. Tu peux m'appeler comme ça aussi, puisque c'est mon nom.

— Clou, dit Billy avec un léger hochement de tête.

— Billy, dit Clou avec le même léger hochement de tête.

Fonse, qui venait d'allumer une nouvelle Camel et de la coller à sa bouche, tendit de nouveau les bras vers Shereel et, avec un petit clin d'œil et un sourire malicieux, lui dit :

— Shereel Dupont.

Elle se blottit contre le corps noueux et sec de Fonse et il la serra dans ses bras.

— Merci, p'pa, je savais que tu comprendrais.

— Ma foi, j'peux pas dire que ça m'a plu quand j'ai appris ça, mais le gars Billy est arrivé et il nous a tout expliqué.

— Ah oui ?

— Ah ça, on sait tout maintenant, grâce à lui, dit Earnestine. On sait au sujet des noms, des muscles, tout, quoi. Billy est un brave garçon.

— Merde, dit Fonse, c'est un pays. De Murfreesboro, Tennessee, c'est de là qu'il vient. On est comme qui dirait cousins.

— Ça, c'est la meilleure que j'aurai entendue, dit Clou. Un grand garçon du Tennessee (il désigna du doigt le bikini de posing de Billy) qui porte une petite culotte dans un concours de beauté avec des femmes et des nègres.

Bill Bateman sourit.

— Je vais pas me vexer pour si peu, dit Billy. Mais tu as tout faux et y a qu'un ignorant pour parler comme ça.

— Quoi ? dit Clou, portant la main à l'étui de son couteau.

Shereel posa sa main sur le poignet de Clou.

— Reste tranquille, Clou.

— D'abord, dit Billy, c'est pas un concours de beauté.

— Non, c'en est pas un, dit Fonse. Il nous a expliqué tout ça.

— Et puis, poursuivit Billy, les hommes concourent pas contre les femmes. Elles auraient aucune chance, si vous me pardonnez de dire ça, mademoiselle Dupont.

— Je pardonne, dit Shereel.

Elle n'aimait pas, cependant, qu'on lui rappelle qu'on pouvait la battre, homme ou femme, sur une scène sous les lumières crues des projecteurs. Ce n'était pas le moment de penser qu'il y avait plus fort que soi.

— Et des nègres, tu dis ? reprit Billy. Bien sûr, on a des nègres. Ce que t'as pas remarqué, c'est qu'il y a aussi des juifs. Quoique ça se voie pas, vu qu'ils sont blancs comme toi et moi. Et on a encore des catholiques, Clou. J'parie que t'as pas pensé à ça. Et c'est pas tout : on a des gens ici qui parlent pas un mot d'anglais. Ça t'en bouche un coin, hein ? Et s'ils parlent pas un mot d'anglais, c'est parce qu'ils viennent de l'autre côté de la mer. Des teutons, des polaks, des ritals, des grenouilles, des espingos. On a de tout de partout. Mais on s'y habitue ; ça fait partie du sport. Quand on se bat pour vaincre le monde, faut bien que le monde soit là. Et qu'on aime ou qu'on aime pas, il faut s'dire que le monde est fait de toutes sortes de gens, même des gens qu'on préfère pas savoir qu'ils existent.

— Billy nous a expliqué tout ça, dit de nouveau Fonse. Et j'dois dire que, depuis, j'suis beaucoup plus tranquille.

— Je vous en dois une, Billy, dit Shereel.

— Non, vous me devez rien du tout, mademoiselle Dupont, répondit Billy. N'importe quel homme blanc en aurait fait autant à ma place.

Turner, qui mangeait l'assiette de poulet, haricots et salade de chou qu'il avait aussitôt préparée pour Shereel à la demande de Fonse, dit :

— Et il nous a montré les poses et tous les trucs qu'ils doivent faire.

— Oui, les figures imposées, dit Billy.

— Ouais, les figures imposées, répéta Turner, et puis y en a d'autres où ils ont le droit de faire ce qu'ils veulent. Il était en train de faire le crabe quand t'es arrivé. Tu veux que Billy te montre le crabe, Clou ?

— J'suis pas très amateur de crabe, Turner, dit Clou. J'voudrais pas être indiscret, Billy, mais comment ça se fait que j'te trouve ici avec Fonse et tout le monde en train de leur dire tout du Cosmos et leur faire le crabe ? La dernière fois que je t'ai vu, t'étais sur le dos, à la piscine, et Earline te faisait le bouche-à-bouche.

Earline extirpa sa graisse de son fauteuil et vint se placer à côté de Billy. Elle parut hésiter à lui prendre la main.

— Tout est de ma faute, Clou, parce qu'il avait pas besoin d'un bouche-à-bouche ni de rien. Mais j'ai pas honte de dire que je remercie Dieu de ça, que j'me sois trompée ou pas. Parce que si j'avais pas confondu une figure imposée avec la caratonie, j'aurais jamais fait la connaissance de M. Bill Bateman, de Murfreesboro, Tennessee.

— Pas de « monsieur » avec moi, ma toute douce. Pour toi, je suis Billy et le serai toujours.

Earline sentit le sang quitter sa poitrine solidement harnachée et lui monter au visage.

— On est une société d'admiration mutuelle, Billy et moi, dit-elle en se secouant comme un chien sortant de l'eau. Aussi, pour répondre à ta question, Clou, Billy m'a gentiment accompagnée chez p'pa et m'ma pour que j'puisse manger un petit quelque chose et tout leur raconter au sujet du bodybuilding, pour qu'on comprenne comment ça marche.

— Et il nous a dit aussi pour le nom de Dorothy, dit Turner, et qu'il y en avait beaucoup qui faisaient la même chose. T'as jamais entendu parler d'une star de cinéma qu'aurait gardé le nom que lui a donné sa maman, non ?

— Une star de cinéma ? demanda Clou.

— Ouais, c'est ce qu'il a dit, que c'était la même chose chez les bodybuilders. C'est pourquoi Dorothy est devenue Shereel Dupont, dit Turner, penchant la tête comme s'il écoutait le son de sa propre voix. C'est un joli nom à dire quand tu le dis lentement. Sherrrreeeeeeel Duuuuuupoooooont. Beau, hein ? On dirait de la mélasse coulant d'une jarre.

— C'est rien d'autre que le nom d'une championne, dit Billy. Et, dans les salles de musculation du monde entier, des femmes suent et souffrent et paient cher tous les jours pour transformer leur corps et, si elles s'acharnent et se découragent pas, c'est parce qu'au-dessus d'elles brille une étoile appelée Shereel Dupont et elles répètent ce nom pour se donner le courage de continuer et d'oublier le feu qui brûle dans leur sang.

— Dieu du Ciel, Billy Bateman, tu es un poète, s'écria Earline. Il a pas arrêté de me dire des choses belles comme ça depuis que je l'ai rencontré.

— Il y a poète et poète, dit Billy. Mais ces femmes dont je parle, tout ce qu'elles veulent, c'est ressembler à Shereel Dupont.

— Moi, j'ai jamais bandé pour la poésie, dit Clou.

Earnestine appuya ses poings grassouillets sur ses amples hanches.

— Clou, t'es rien qu'une vieille canaille des collines. T'es un excellent homme et on t'aime, mais t'as jamais rien aimé d'autre que le whiskey, les chiens de chasse et les bagarres au couteau. Ici, les choses sont différentes.

Elle embrassa de la main la vaste pièce, qu'égayaient plusieurs bouquets de fleurs dans des vases de verre.

— Regarde ce qu'ils nous ont donné. Et gratuit avec ça. En l'honneur de Doro... Shereel, dit-elle avec un sourire. Faut que je m'habitue à prononcer ce joli nom qu'est maintenant le sien.

— J'pense que t'as dû trouver ta chambre O.K., Clou, dit Fonse. J'y ai fait porter ton sac et j'ai envoyé Turner avec eux pour être sûr que ces p'tits culs-bas fouilleraient pas dedans. Ils ont pas fouillé, dis-moi ?

— Non, m'sieur, dit Clou. Mon sac était comme je l'avais laissé, sauf qu'il avait changé de place.

— Et ta chambre, ça va ?

— Ouais, c'est comme ici. Un peu plus petit, mais il y a quand même assez de place pour y mettre des chevaux.

— Le mieux dans tout ça, c'est qu'on a rien à payer, dit Turner.

— Ouais, c'est le mieux dans tout ça, approuva Clou.

— Alors tu le fais, ce crabe ou pas ? demanda Turner, se tournant vers son frère. C'est pas ce que tu voulais faire avant qu'ils arrivent ?

— Montre-moi encore une fois, dit Moteur à Billy.

Billy se plaça de nouveau sous la lampe dont ils avaient tordu le pied métallique pour en faire un projecteur, tendit les bras devant lui, poings serrés, buste légèrement penché en avant, jambes fléchies, et banda les muscles de tout son corps, qui gonflèrent, saillirent, tandis que sa peau s'animait de veines. Ils observèrent en silence. Et il enfla encore, les yeux voilés d'une gaze rouge, respirant de temps à autre comme un soufflet de forge.

— C'est pas la chose la plus bizarre que t'aies jamais vue, Clou ? chuchota Fonse derrière le nuage de sa Camel.

La bouche de Clou fit un bruit de succion.

— C'est bizarre, ouais, mais c'est pas ce que j'ai vu de plus bizarre. Loin de là.

— D'accord, dit Moteur. J'crois que j'ai compris.

Billy se détendit et roula sa tête sur son cou. Quand il sortait d'une pose soutenue, il lui fallait près d'une minute pour émerger, comme s'il sortait d'un profond sommeil et ne savait plus où il était.

Moteur prit Billy par le cou et l'écarta doucement de sous la lampe. De nouveau, son poil miroita et la lumière jeta une espèce de halo autour de lui.

— Vous allez voir si j'y arrive pas, dit Moteur.

Il tendit les bras, serra les poings, s'accroupit légèrement, bref, fit comme il l'avait vu faire. Il gonfla ses muscles, maintint la tension. Son visage se congestionna rapidement. Les autres l'observaient sans rien dire ni bouger et, dans la pièce, on n'entendait plus que la respiration haletante de Moteur. Il y eut un grand bruit de chambre à air qui se dégonfle et Moteur relâcha sa pose.

— J'crois bien que tu fais comme il a fait, dit Turner, mais il y a quelque chose qui cloche. J'arrive pas à mettre le doigt dessus mais y a un os.

Presque simultanément, Shereel et Billy détournèrent le regard en direction de la fenêtre.

Earline s'éclaircit la gorge.

— Tu sais, Moteur, Billy s'est entraîné pendant des années avant d'en arriver là, hein, Billy, j'ai pas raison ?

— Un peu que t'as raison, ma beauté, dit Billy, sans détourner les yeux de la fenêtre.

— J'crois que j'ai trouvé, dit Turner. C'est les poils.

Shereel et Billy pivotèrent brusquement d'un quart de tour.

Et Billy pensa : quelque part dans ce Moteur, il y a un gène de niqué.

Cette pensée lui était venue à l'instant où il avait vu Moteur et il avait en vain essayé de la chasser. Il n'aimait pas penser ça, parce que Moteur était, après tout, le frère d'Earline. Mais il n'avait jamais vu pareille toison humaine et n'aurait jamais pensé que cela pût exister.

— T'as pas seulement mis le doigt dessus, Turner, dit Clou. T'as aussi mis les pieds dedans.

— Tu te moques de moi, Clou, dit Moteur. Tu crois que je sais pas que tu te moques ? Mais t'étais pas là quand Billy m'a expliqué qu'il fallait se raser le corps si on voulait bien montrer ses muscles. Regarde-le, lui. Tu vois un seul poil ? Il est lisse comme le cul d'un bébé.

Les regards se portèrent sur Billy, qui avait reporté le sien sur la fenêtre et se passait inconsciemment la main sur ses pectoraux massifs.

— Je suis sûr que vous verriez mieux mes muscles si je me rasais en entier comme Billy, dit Moteur.

Dans leur noria entre Billy et Moteur, les regards

revinrent à ce dernier, luisant comme un castor sous la lampe.

Et sa mère pensa avec un pincement au cœur qu'il y avait là assez de poils pour en bourrer un coussin. À quoi diable ressemblerait-il sans ses poils ?

Et Billy, sa main suivant toujours le modelé marmoréen de son torse, pensa : pas de doute, dans ce Moteur, il y a un gène de niqué.

CHAPITRE 13

Il y avait foule dans le hall du Blue Flamingo, quand Russell Morgan y pénétra, sa tête massive rentrée dans son cou de taureau. Il faisait la gueule et, les yeux étrécis comme deux meurtrières, jeta un regard mauvais à la ronde. Des concurrents du Cosmos, hommes et femmes, paradaient en collants, shorts et liquettes multicolores, visage de marbre et prunelle brillante, secouant leurs opulentes crinières tels des animaux exotiques en rut, scrupuleusement indifférents à tout ce qui les entourait, hormis ce que trimballait leur peau bronzée, lisse, vierge de toute imperfection.

Dehors, sur la promenade, les voitures avaient déjà allumé leurs codes. Plusieurs clients se pressaient à la réception et, parmi eux, Russell reconnut trois des juges du Cosmos, des armoires aux hanches étroites, vêtus de complets stricts. Russell les avait souvent eus comme adversaires, du temps où accéder au titre mondial paraissait non seulement à sa portée mais presque incontournable. Aussi, une parole de bienvenue, voire un salut de la tête, n'aurait pas été digne du champion qu'il avait été. À vrai dire, l'idée de les saluer n'effleura même pas Russell.

Leur seule vue, cependant, lui donna envie de castagner le premier à se trouver sur son chemin. Ça le mettait en rage de voir qu'une fois de plus des hommes allaient juger des femmes dans une compétition de bodybuilding. Il les avait tout de suite repérés : ces trois-là passaient leur vie à juger les autres, ils ne faisaient que ça à part s'occuper de leur propre salle. Quatre autres juges viendraient se joindre à eux, ce qui en ferait sept en tout, et Russell aurait parié un litre de son sang que deux d'entre eux seulement seraient des femmes. Ce seraient cinq notes données par des hommes et deux par des femmes, et dire que la note moyenne serait faussée ressortissait à l'euphémisme. Et ça, c'était très mauvais pour l'avenir du bodybuilding féminin ; ça finirait même par le tuer, Russell en était convaincu.

Les championnes des compétitions les plus importantes, tel le Cosmos, devaient avoir des corps faisant l'admiration de toutes les femmes et leur donnant envie de courir dans les salles de musculation comme celle de Morgan Russell, l'Empire des Douleurs, et de payer son prix d'efforts et de peines pour acquérir le corps de leurs rêves.

Mais les hommes — particulièrement des hommes qui avaient passé leur vie à tirer la fonte et à se battre contre d'autres hommes — ne juraient que par la taille, la puissance et la masse. Aussi, on ne s'étonnait plus de voir des femmes proprement monstrueuses, des femmes qui, si vous leur mettiez un sac sur la tête, enleviez leur soutien-gorge et fourriez dans leur bikini une tétine et deux balles de ping-pong, passeraient pour des hommes. Putain de merde, quelle jeune fille de Peoria, Illinois, voudrait devenir comme ça ? Quelle mère de Peoria, Illinois, inciterait sa fille à aller dans un gymnase pour se faire un corps de malabar ? Ces questions, Russell les avait hurlées à tous les organisateurs de compétitions à travers tout le pays, dans le monde entier, et dans toutes les réunions des instances dirigeantes de la discipline. Tous l'avaient approuvé... en théorie ; la pratique, elle, n'avait pas bougé d'un poil. On continuait de façonner des hommasses.

Mais peut-être tout cela allait-il changer. Il possédait la meilleure, Shereel Dupont. À un moment ou à un autre, elle avait battu toutes les monstruosités qu'on lui avait opposées. Il ne lui restait plus qu'à les battre une fois de plus, ici, au Cosmos, pour poser elle-même sur sa tête la couronne des reines et incarner les canons de la beauté athlétique auxquels toutes les autres femmes bodybuilders se référeraient désormais.

Que ces trois salopards en train de signer le registre de l'hôtel aillent se faire mettre. Russell avait d'autres chats à fouetter ou plutôt une chatte du nom de Shereel Dupont. Où était-elle passée ? Il l'avait cherchée partout, en commençant par la salle de conférences où il l'avait laissée. Il ne s'attendait pas à la retrouver là — en réalité, il espérait que non, car il n'avait vraiment pas envie de se frotter à Clou pour le moment — mais il y avait quand même jeté un œil avant d'aller frapper à la chambre de Shereel. Quand il arriva, des ouvriers remplaçaient les meubles brisés et installaient une grande glace. Elle ne se trouvait pas non plus à la piscine, où on avait allumé les lumières, car la nuit tomberait bientôt. Shereel n'était nulle part. Merde, comment savoir si elle n'avait pas descendu des litres d'eau, peut-être même mangé quelque chose ? Et dire que, demain, elle devait monter sur le ring ! Pour gagner ou pour perdre ?

Perdre ! Cette sale pensée le parasitait, le rendait nerveux, irritable, agressif. Il aurait aimé taper sur le premier venu, à commencer par lui-même. Il avait perdu sa putain de championne ! Et c'était tellement énorme qu'il n'arrivait pas à le croire.

Les trois armoires de juges avaient déménagé de la réception, révélant le petit Julian, dont chaque narine s'ornait d'un pansement adhésif. Et Julian le regardait pétrifié. À côté de lui, une jeune femme à la chevelure noire et aux dents blanchissimes lui parlait, mais Julian manifestement n'écoutait pas. Les yeux rivés sur Russell, le teint pâle sauf au pourtour de la bouche, qui était gris cadavre, il ne bougeait pas un cil. Mais sitôt que Russell se mit en marche vers le comptoir, Julian se leva précipitamment et disparut tout aussi vite par une porte, laissant la jeune femme la bouche ouverte.

Elle se tourna vers Russell et demanda :

— Puis-je vous aider ?

Elle avait une trace d'accent cubain et elle était très jolie.

— Allez me chercher Julian, dit Russell.

Elle le regarda d'un air perplexe, comme s'il lui avait parlé arabe.

— Julian Lipschitz, précisa Russell, désignant la porte derrière elle. Il est parti par là.

Le sourire de la jeune Cubaine se fit plus radieux.

— Oui ? Bien sûr. Que puis-je pour vous ?

— Laissez tomber.

Et Russell de contourner le comptoir.

— Mais vous n'avez pas le..., dit-elle.

Il l'écarta de son chemin et poussa la porte. Julian était assis devant une petite table, la tête entre ses mains.

La fille avait suivi Russell.

— Julian, j'ai essayé de l'en empêcher mais...

— Ça va bien, Conchonca, dit Julian sans lever les yeux.

— Foutez le camp, dit Russell à la fille.

Elle dit quelque chose en espagnol, les yeux étincelants de colère et le sang au visage.

— Ça va, Conchonca, répéta Julian.

— Je reste à la réception, dit-elle. Si tu as besoin de moi...

Russell attendit qu'elle fût partie pour demander :

— Enfin merde, où est Shereel ?

La voix de Russell avait un ton accusateur, et Julian se demanda si cette brute ne le soupçonnait pas d'avoir kidnappé sa championne. Plus rien ne l'étonnait et il avait l'impression que son cerveau était mort.

— J'ai l'impression que mon cerveau est mort, dit-il.

— Il y a pire que ça, dit Russell. Être mort, par exemple.

— Pourquoi faut-il que vous soyez toujours si méchant ? dit Julian.

Il tenait toujours sa tête entre ses mains, qui lui rappelaient celles de Russell ; pis, qui étaient en train de devenir les mains de Russell.

— Pourquoi faut-il que je sois quoi ? Méchant ? C'est ça que vous avez dit ? Méchant ?

Julian regarda la surface vide et plate et grise de la table. Cette journée — et tous ceux qui en avaient fait partie — avait été la plus abominable qu'il eût jamais connue. Le second sous-directeur, José, le frère de Conchonca, était malade et n'était pas venu, et Julian n'avait pas pu faire autrement que le remplacer. C'eût été d'ordinaire un authentique bonheur car, ces huit heures de plus, il les aurait passées à côté de la belle Conchonca, pour qui il avait plus qu'un faible. Or, à présent qu'il était derrière le comptoir avec elle, toutes ses pensées n'allaient pas à la jeune femme mais aux mains de Russell enserrant sa tête, et ça n'était pas normal du tout, une chose pareille. C'était même honteux, dégueulasse. Il se haïssait et haïssait aussi Russell pour cela. Mais il n'en mourait pas moins d'envie que ce salaud lui serre la tête, comme il l'avait fait plus tôt, dans la matinée.

Il déplaça subrepticement son visage pour voir les mains musclées, veinées de bleu de Russell. Quelque chose en lui aurait pu embrasser ces mains. Quelque chose en lui aurait pu les trancher à coups de hache.

Il avait parlé de Russell à Conchonca, pas du Russell qui lui avait serré le crâne entre ses mains de fer et bouleversé jusqu'au fondement, non, il lui avait simplement dit que Russell n'était pas normal. Et très fort. Et méchant. Et que lui, Julian, ne voulait pas le voir si jamais il se pointait à la réception.

Russell regardait Julian et pensait qu'en d'autres circonstances, il aurait pu éprouver un tantinet de compassion pour ce petit merdeux, qu'il l'aurait peut-être même aidé. Julian avait été terrorisé par Clou et il y avait de quoi ébranler n'importe qui. Et ébranlé, Julian l'était assurément pour le restant de ses jours.

— Votre nez, il était à peine égratigné, non ? demanda Russell. Le cartilage n'était pas touché et la peau, à peine entaillée ?

L'ombre d'un intérêt qui se profilait dans la voix de Russell fit tressaillir Julian. Il leva enfin la tête, se toucha le nez.

— Non, ce n'est pas très grave, dit-il.

C'étaient les paroles mêmes du Dr Gonzales, que Julian était allé voir dans son petit cabinet installé au sous-sol de l'hôtel. Le Dr Gonzales était le médecin de l'hôtel depuis qu'il avait posé un pied clandestin sur le sol de Floride et il était très doux et très serviable, même quand il planait comme une autruche, les veines abreuvées de morphine, ce qui lui arrivait plus souvent qu'à son tour.

— Mais cet énorme couteau m'est passé sous le nez, je devrais dire à travers le nez, dit Julian d'un ton ému. Vous l'avez vu, ce couteau ?

— Oui, je l'ai vu, dit Russell. Vous approchez plus de ce type. Mais j'ai pas le temps de parler de ça. Est-ce que vous auriez vu Shereel Dupont ? Vous la connaissez, non ?

— Bien sûr que je la connais. Elle va remporter le Cosmos.

— C'est elle. Je l'ai... perdue.

— Perdue ?

— J'arrive pas à la retrouver.

Il posa sa main sur l'épaule de Julian et la pressa un peu.

— Je peux pas continuer de chercher comme ça, poursuivit-il. Il faut que je la retrouve et tout de suite.

— Enlevez votre main de mon épaule, dit Julian.

Ce qu'il ne dit pas, c'était : « Et mettez-la sur ma tête », pensée qui lui était venue malgré lui.

— Ne grondez pas si vous pouvez pas mordre, Lipschitz. Tout ce que je veux, c'est que vous m'aidiez à retrouver Shereel.

Julian était fatigué, abattu. Tout avait été si laid, et tellement épuisant. Découvrir sa propre nature, pas si propre que ça. Découvrir la vraie nature des prétendants au Cosmos, franchement dégueu. Il avait l'impression de s'être banni de lui-même. Mais il n'oubliait pas qu'il suivait toujours des cours de gestion hôtelière et qu'il avait assez rêvé d'occuper le fauteuil et les fonctions de Dexter Friedkin pour tout abandonner maintenant. Et dire qu'il s'était senti proche de ces sculpteurs de corps, qu'il avait vibré à l'unisson avec eux !

— Je n'ai pas à m'occuper de Shereel Dupont, dit-il sans lever les yeux de la table. Mais je peux vous dire que... (sa voix se brisa un peu, comme s'il allait se mettre à pleurer)... quoi qu'il lui arrive, je n'en serai pas surpris. Vous, les gens du Cosmos, vous n'êtes qu'une bande de dingues, et vous rendez dingues tous ceux que vous approchez. Quand je vous ai vus arriver, je vous ai trouvés si beaux et amicaux et puis... ma foi, sains. Oui, sains. Mais c'est loin d'être le cas, pas vrai ? Vous êtes mauvais, égoïstes et... hostiles. Oui c'est ça, hostiles. Vous êtes tous hostiles et méchamment tarés.

Julian haletait comme un chihuahua victime d'un coup de chaleur, pensa Russell. Et il semblait être au bord de la crise cardiaque, le teint gris, les yeux rouges et tirés.

— Hostiles et méchamment tarés ? dit Russell. Peut-être que vous n'êtes pas aussi con que vous en avez l'air, Julian. C'est bien vu, ça : hostiles et méchamment tarés.

Russell revint à la réception où la jeune femme le mit en joue de ses yeux noirs.

— Donnez-moi les numéros des suites des Turnipseed.

— Je peux vous donner le numéro de téléphone de tous les clients de l'hôtel, dit-elle en désignant la rangée de cabines téléphoniques de l'autre côté du hall. Les appels sont gratuits sur la ligne intérieure. Mais je ne peux pas vous donner le numéro des chambres.

— Donnez-moi aussi le numéro de la chambre de Harry Barnes, tant que vous y êtes, dit Russell. Ouais, donnez-moi son numéro, à ce méchant taré.

Elle répéta sans patience ce qu'elle venait de dire, l'œil plus noir que jamais, la lèvre retroussée sur ses crocs blancs.

Russell la regarda sereinement puis dit :

— Écoute, Conchita, essuie la graisse de porc qu'il y a sur tes doigts et donne-moi ce que je te demande.

Elle oublia son anglais pour se répandre en postillons hispaniques, jusqu'au moment où Julian sortit de son réduit et lui dit d'une voix lasse :

— Donne-lui donc les numéros des chambres, Conchonca. Ce type n'a pas toute sa tête. On se demande s'ils ne sont pas tous comme ça.

Russell pointa un index accusateur contre la poitrine de Julian.

— C'est à vous que vous faites mal, Lipschitz. Je m'occuperai de vous plus tard, vous inquiétez pas, chaque chose en son heure.

Conchonca pianota quelques touches sur la console d'un ordinateur, griffonna des chiffres sur un papier et le tendit à Russell, qui le fourra dans la pochette de sa chemise sans le regarder et s'en fut d'un pas rageur. Il n'avait pas du tout envie de connaître le numéro de ces chambres et encore moins de s'approcher d'une seule d'entre elles pour tomber sur Clou. Ça le trouait d'avoir fait une chose aussi stupide que de laisser Shereel en compagnie de ce fou dans la salle de conférences. Mais il y avait ce couteau. Et cette lueur de folie dans les yeux-pastilles noires. Et plus que le couteau et le regard fou, il y avait l'absolue nécessité que Clou accepte le nom de Shereel Dupont. Une Turnipseed, nom de dieu ! Merde, il y avait des chances qu'elle fût en ce moment même dans le giron Turnipseed. À faire diable sait quoi. Clou avait parlé de poulet frit Colonel Sanders. Peut-être bien qu'ils étaient en train de lui enfoncer dans le gosier des cuisses de poulet pendant que Russell triturait le petit bout de papier dans le hall ! Ils avaient bien bouche-à-bouché la Chauve-Souris de force !

Deux concurrents du sexe fort, des mecs de la catégorie lourds, attifés de culottes de cyclistes et de débardeurs bleus et noirs, doublèrent Russell. Ils avaient des voix aiguës et incertaines comme celles des adolescents.

— On pourrait, mais j'sais pas.

— C'est l'enfer, d'attendre comme ça. Moi, je supporte tout simplement pas.

— T'as pas une attitude positive.

— Mon attitude est très bien. Mais il me tarde tellement, tu sais, qu'on soit demain.

— Oui, mon chéri, mais on est aujourd'hui. Viens, on va aller tirer un peu à la salle, ça nous fera du bien, surtout à toi. Tu devrais pas perdre patience comme ça Gerald.

— Moi, perdre patience ? Jamais !

Russell les regarda s'éloigner, leurs dorsaux roulant sous la viscose des débardeurs, et secoua la tête avec dépit. Le couple devait accuser plus de deux cent soixante kilos sur la balance. Décidément, le sport avait changé. Quand il avait commencé, il n'y avait ni femmes ni pédés, du moins pas à sa connaissance. Mais bon, est-ce qu'il pouvait y changer quelque chose ? Le voulait-il vraiment ? Il en retirait seulement un sentiment d'étrangeté, voire d'égarement, comme ce qu'il pourrait éprouver si jamais il rentrait un soir chez lui et, au lieu d'entrer dans sa maison, pénétrait dans celle du voisin, où tout lui serait étranger.

Russell vit les deux poids lourds attendre devant l'ascenseur qui les descendrait à la salle de gym de l'hôtel et il se demanda si Shereel n'était en train de suer le poulet et le litre d'eau qu'elle avait dû ingurgiter. En tout cas, si elle s'entraînait, elle avait intérêt à s'être munie d'un survêtement. Si jamais il la découvrait en bikini devant tout le monde, il la tuerait. Il décida d'aller voir. Peut-être que ça lui éviterait de monter chez les Turnipseed, où il se retrouverait probablement face à Clou et son couteau.

Russell hâta le pas et s'engouffra dans l'ascenseur juste avant que la porte se referme. Il alla s'adosser à la paroi du fond et le couple en débardeur l'embrassa d'un seul regard. Russell, le regard droit devant, les ignora.

— Z'êtes pas Ruffell Morgan ? demanda celui répondant au nom de Gerald.

Il ne zozotait pas un moment plus tôt, mais peut-être s'était-il chopé entre-temps un cheveu sur la langue.

Russell ne répondit pas.

— Dites, z'êtes déza venu ici, Ruffell...

— Ouais, je suis déjà venu et je suis même encore là, dit Russell frottant à deux mains son crâne lisse tout en faisant quelques flexions du torse.

— Abfolument, dit Gerald, se balançant d'un pied sur l'autre. Si vous deviez nous dire quelque chose, à la veille de la compet', que nous diriez-vous, Ruffel ?

Russell le regarda et se demanda pendant un instant s'il devait répondre.

— Allez pas traîner dans la salle de muscu, dit-il enfin. Vous avez déjà fait tout ce qui fallait pour votre corps. C'est votre mental qu'il faut préparer, maintenant.

Il se pencha vers Gerald jusqu'à ce que leurs visages soient assez près pour que Russell sache que ce gros pouf avait bouffé du thon.

— Préparez votre mental et puis m'adressez plus jamais la parole.

Gerald dut s'accoter à la paroi, tant le choc semblait rude. Il roula de grands yeux vers son compagnon qui, en retour, lui rendit sa roulade et poussa un long soupir.

Quand l'ascenseur s'arrêta, Russell descendit mais le couple resta. Russell s'avança vers deux portes battantes sur lesquelles étaient peints deux flamants bleus en vis-à-vis, tenant chacun dans son bec un bout de banderole portant la mention : BIENVENUE À LA FONTAINE DE JOUVENCE DE LA FLORIDE. Et au-dessous, en caractères à peine plus petits : VENEZ CHERCHER LA JEUNESSE.

Russell poussa les portes et s'arrêta. Il devait y avoir là plus de la moitié des concurrents et concurrentes du Cosmos, dans des tenues diversement colorées et déshabillées, sans compter leurs copains et copines bodybuilders venus les encourager. Et cette foule devenait multitude infinie par le jeu des miroirs qui tapissaient de bas en haut les quatre murs de la salle. Tous utilisaient des poids légers et, quel que fût l'exercice, ils effectuaient le mouvement à un rythme soutenu afin de gonfler chaque muscle au maximum ; ils s'observaient dans le miroir, concentrés sur leur image. Si la plupart travaillaient avec des poids, les appareils de musculation — leg-press[1], rowing[2], bancs à développés-couchés, barres à dorsaux, pupitres à biceps — n'étaient pas en reste.

Une épaisse moquette recouvrait le sol et la lumière crue des néons, au plafond, éclatait en mille points lumineux sur les chromes des machines. Du coin le plus éloigné de la porte où se tenait Russell, provenaient des rafales de voix, des cris d'encouragement, des commandements scandés comme un rap. Russell n'avait pas besoin de vérifier de visu, il savait que c'étaient les sœurs Washington : Jabella, Starvella, Shavella et Vanella. Et il savait aussi qu'elles devaient travailler sous de lourdes charges, parce qu'elles ne concouraient pas le lendemain et n'avaient donc pas souffert la faim pendant des mois à s'efforcer de dissoudre la dernière once de graisse de leur corps ; ce n'était qu'une autre séance d'entraînement pour elles, une occasion jubilatoire de mettre à l'épreuve ces corps qu'elles s'étaient forgés, de libérer la puissance sauvage de leurs muscles.

Russell aperçut Marvella qui se tenait sur le côté

1. Machine à travailler les cuisses.
2. Machine à ramer, travail des deltoïdes.

en compagnie de Wallace. Eux ne souriaient pas, leurs visages ne trahissaient rien, et Marvella, adossée contre le mur, les paupières à demi closes, semblait somnoler. On aurait dit qu'elle était nue tant son body noir se confondait avec l'ébène de son corps somptueux. Quand elle changeait de position, tous ses muscles saillaient, sculptés à la perfection. Wallace portait un T-shirt blanc au logo de son gymnase et un pantalon de coutil blanc. Les quatre sœurs, bougeant sans cesse autour du banc à développés-couchés sur lequel elles travaillaient, portaient des collants jaunes qui ne laissaient rien ignorer de leurs poitrines sculpturales, des masses rondes et musclées de leurs fesses, des abdominaux qui montaient du pubis au sternum en rangées bosselées d'une symétrie parfaite. Toutes les quatre avaient déjà remporté les principales compétitions régionales américaines et Dieu seul savait ce qui se passerait le jour où elles viendraient se mesurer au Cosmos.

Tandis qu'il traversait la salle, Russell contemplait Marvella et s'avouait qu'il l'aimait. Il reconnaissait volontiers que Marvella était parfaite dans son genre, d'une beauté tuante. Mais l'admiration qu'il avait pour elle n'avait rien de sexuel. Il n'aurait pas plus pensé à la baiser qu'à baiser la statue du général Lee, dans un jardin public. Parce que Marvella était un monument, un monument de discipline, d'ascétisme, de volonté acharnée et, finalement, de souffrance. Elle était capable de tout, sauf de gagner le titre. Du moins Russell en était-il convaincu.

Il passa devant eux sans leur adresser le moindre signe de reconnaissance, et ils ne bronchèrent pas plus que s'il eût été invisible, mais il sentit le poids de leurs regards — ceux de Wallace, de Marvella et de ses quatre sœurs — le suivre, jusqu'à ce qu'il pousse une porte dans le fond de la salle.

Russell se retrouva dans un petit couloir, sur lequel donnaient deux petits salons de massage, équipés de tables en alu et d'étagères chargées de liniments, de pommades antalgiques et de piles de serviettes blanches. Mais on ne voyait pas de masseurs. Il y avait deux autres portes au bout du couloir, l'une marquée SAUNA, l'autre VAPEUR. Russell resta un moment à écouter le cliquetis du métal et les éclats de voix des sœurs Washington, suraigus et précipités, comme des cris après un accident de voiture. Russell se demanda si Shereel n'était pas derrière une de ces portes, à suer quelque faiblesse coupable, mais il ne le pensait pas. Il pouvait, bien sûr, demander à Wallace s'il n'avait pas aperçu Shereel, mais il se voyait mal annoncer à son adversaire qu'il avait perdu sa championne.

— Tu veux la cuire comment, ta nervosité, Muscle ? À la chaleur sèche ou à la vapeur ? dit derrière lui la voix de Wallace.

Russell ne se retourna pas.

— Ni à l'une ni à l'autre, Mur. Pour tout te dire, j'y pensais même pas.

— Eh bien, moi, j'y pense, dit Wallace. À ça et à bien d'autres choses, y compris m'ouvrir les veines.

Russell se tourna vers lui. Le Mur lui parut plutôt décrépit. Sa couleur noire avait perdu de son éclat et semblait virer par endroits au gris cendré.

Russell, qui n'était pas d'humeur à badiner, dut s'arracher un sourire.

— En voilà une idée qu'elle est bonne ! S'ouvrir les veines, je veux dire. Comme ça, t'aurais plus à te faire de soucis pour demain. J'aime pas voir un ami dans la merde.

— Parle pas comme ça, c'est pas le moment, Muscle.

Wallace jeta un regard aux portes marquées SAUNA et VAPEUR et ajouta :

— Mais, dis-moi, qu'est-ce que t'es venu foutre ici si tu veux ni sauna ni hammam ?

— La direction de l'hôtel m'a tellement vanté ses installations sportives que j'suis venu voir de mes yeux.

Wallace tourna la tête vers la porte donnant sur la salle.

— C'est fait pour des businessmen fatigués. T'as vu tous ces chromes ? Et cette putain de moquette ? C'est pas un gymnase, c'est de la science-fiction. Ça me donne envie de gerber.

— Te gêne pas pour moi.

— J'en ai plein le cul des filles. Tu les as vues, là, rien que des grandes mômes et bruyantes comme une cour de récré.

— Très, très grandes pour des mômes.

— Elles devraient retourner à Detroit. Marvella a pas besoin de les avoir dans les jambes à la veille de vaincre le monde. Mais... (il sourit)... elles sont libres, noires et elles ont vingt et un ans. Enfin presque. Et puis elles sont venues avec leur propre argent. Je me suis dit qu'en les emmenant à la salle, ça les fatiguerait un peu.

— Elles ont pas l'air fatiguées.

— Mes filles fatiguent jamais. Mais j'aimerais quand même bien émousser un peu le tranchant, si tu vois ce que je veux dire, ces saletés coupent comme des rasoirs.

— Garde donc la tête haute, Mur, et arrête de geindre. Tu sais que je pense toujours à toi, que je te souhaite rien d'autre dans ce putain de monde que d'en chier un max, mais souviens-toi, chacun ici-bas porte sa croix.

— Dieu merci, ma championne s'appelle pas Turnipseed.

— J'suis content que t'abordes ce sujet, j'voulais justement t'en parler.

— Je sais.

— J'espère que t'as pas l'intention de faire ça, Mur. J'espère que t'y penses même pas.

— C'est ça que t'appelles parler ? Menacer ?

— Toi et moi, on a pas besoin d'emmerdements supplémentaires. On en a déjà assez comme ça. Toi, t'as pas besoin des quatre sœurs, qui sont pas là pour concourir mais pour être dans tes jambes, et pas comme tu l'aimerais. Et moi, j'ai pas besoin qu'on me les brise avec le nom de famille de ma fille.

— J'te les brise pas, Muscle, tu le sais.

— Admettons qu'elle s'appelle Turnipseed, ce qui n'est pas le cas, et après ? Le meilleur d'entre nous s'appelait bien Schwarzenegger. C'est pas le genre de nom qu'on rencontre tous les jours.

Wallace sourit et regarda les paumes de ses mains calleuses.

— Ouais, mais c'était un mec. Et un mec peut porter le nom qu'il veut. Il peut aussi avoir une tête laide comme un cul de babouin. Mais pense aux femmes qui ont remporté le titre mondial. Elles étaient moches ? Non. Elles avaient des visages de princesses, toutes.

Russell savait que Wallace avait raison. Le nom de ce jeu était censé être le corps. Le corps et rien d'autre. C'était le cas pour les hommes. Mais pas pour les femmes. Si spectaculaires que pussent être leurs corps, il était exigé d'elles de jolis traits. Un laideron pouvait avoir un corps de déesse, elle ne gagnerait jamais. Russell le savait parfaitement. Ce dont il était moins certain, c'était si oui ou non un nom comme Turnipseed pouvait être un handicap. Il aurait parié que oui. Dans tous les cas, il ne voulait pas prendre le risque.

— Son nom légal et définitif est Shereel Dupont, dit Russell, surpris par le ton de plaideur qu'il venait de prendre.

— Légal ? Qui s'en branle que ce soit légal ? Cette fille est née Turnipseed, et elle mourra Turnipseed. C'est un fait. Tu comprends ? Merde, tout l'hôtel est rempli de Turnipseed, dit Wallace en partant d'un rire sonore. Elle en a fait venir un plein panier !

Russell sourit.

— Je suppose que t'as remarqué le cactus qu'il y a dans le panier. Un cactus nommé Tête de Clou.

Une drôle de lueur dansa dans les yeux de Wallace.

— T'as le teint qui grisonne, dit Russell.

— Laisse tomber mon teint.

— J'dis seulement que t'es moins noir que d'habitude. Et, à ta place, je jouerais pas au plus fin avec moi, tête de nègre.

— Tu parles souvent mal, Russell, dit Wallace. Un jour, tu regretteras.

— Je regretterai moins que toi, Mur, le jour où ta fille claquera à trente ans d'une crise cardiaque, à cause de toutes les saloperies que tu lui auras shootées dans le cul. Alors pourquoi pas laisser une bonne fois nos championnes se la donner devant les juges et cesser de jouer avec cette histoire de noms ?

— Inutile de me supplier, Muscle, c'est déjà réglé dans ma tête. J'ai réfléchi et j'toucherai pas au nom de ta poule. J'en ai pas besoin, tu comprends ? Et tu veux savoir pourquoi j'y toucherai pas ? Parce que ce serait un coup trop facile. Quand on a une fille comme Marvella, la meilleure au monde, on a pas besoin de tricher. Donc, t'as pas de souci à te faire.

— Tu sais quoi, Mur ? T'es un type formidable, dit Russell. Tu dois m'aimer encore, ma parole.

— Je t'ai jamais aimé, enculé de ta mère.

— T'as vu le nez de Lipschitz ?

— Oui, je l'ai vu.

— Alors, il a dû tout te raconter au sujet de M. Clou.

— Il m'a dit que le salaud avait un couteau. Et après ? J'ai bien vu que le type était dingue, sans avoir besoin de savoir qu'il se trimballait un surin long comme une épée. Mais tu crois que t'es le seul à avoir déjà vu des fous ? Non, petit Blanc. Moi, les dingos que je connais, ils cachent des rasoirs dans leurs chaussures. T'as déjà eu un rasoir sous le nez, un rasoir tenu par un louftingue ?

— Non, j'ai pas connu ça, mais M. Clou, lui, c'est sûr. Et il est toujours là. Impossible de dire où est le dingue qui tenait le rasoir.

La porte marquée VAPEUR s'ouvrit et Dexter Friedkin sortit dans un nuage de vapeur, une serviette de toilette serrée autour de la taille, et, les voyant, s'immobilisa. Il avait une nouvelle moumoute. Elle était de la même couleur et présentait la même coupe, mais ce n'était pas celle qu'il portait plus tôt dans la journée. Elle était neuve et on aurait dit qu'il avait changé de chapeau. Il avait les hanches étroites sous la serviette, un ventre plat et un torse puissant et bronzé. Il resta un moment en arrêt, le visage plissé d'un sourire mécanique, et alla vers eux.

— Wallace, dit-il, et Russell. Comment vont les deux hommes qui possèdent les deux plus beaux joyaux ? C'est le grand jour, demain. Le moment de vérité.

Ils ne répondirent pas, se contentant de l'examiner du même regard professionnel, tels deux bouchers devant un quartier de bœuf.

— J'ai pensé qu'un petit peu de vapeur me détendrait, dit le quartier de bœuf.

Et tout en parlant, il pivota légèrement pour se présenter de trois quarts, avança une jambe dont il banda les muscles. Des gouttes de vapeur et de sueur ruisselaient le long de son corps mais le postiche, lui, était sec et chaque mèche, en place. Il ne manifestait aucune timidité et Russell se demanda un instant si Dexter Friedkin n'allait pas jeter sa serviette au loin et leur faire une danse du ventre. Heureusement, il se contenta de poser les poings sur les hanches et de gonfler son jabot.

— Je fais de longues heures et la paie est maigre, dit-il. Mais j'ai un appartement ici, à l'hôtel, aussi je resterai à mon poste, tel un capitaine à la barre, jusqu'à ce que la compétition soit finie. L'œil du maître, l'œil du maître, mes amis.

Russell et Wallace n'avaient toujours pas desserré les dents, et Dexter Friedkin abaissa les yeux pour s'examiner, et ce geste donna à penser à Russell que Dexter vérifiait plutôt s'il était bien là.

— Si vous avez envie de suer, je vous recommande la vapeur, dit Dexter Friedkin, son examen terminé. J'y descends tous les jours, mais chacun ses goûts, n'est-ce pas ? Maintenant, messieurs, si vous voulez bien m'excuser, j'ai de la correspondance qui m'attend. Bonne chance à vous deux pour demain.

Et Dexter Friedkin s'en fut d'un pas alerte dans l'un des salons de massage et referma la porte derrière lui.

— J'crois pas que j'en ai déjà vu un comme ça, dit Wallace.

— Un condensé vivant de petits miracles, dit Russell à voix basse, comme s'il parlait tout seul. Impressionnant, quand même.

— Oui, dit Wallace, j'en avais entendu parler, mais j'en avais jamais vu un de près.

— Moi non plus, dit Russell. Au moins, maintenant, on sait comment c'est fait.

— Ouais, on en a vu un, approuva Wallace. Qu'est-ce t'en penses ?

— Ce bronzage, c'est pas le soleil.

— C'est pas une lampe non plus.

— Ça vient d'une bouteille. Ne tache pas, ne coule pas, ne déteint pas, ça s'appelle Éclat de Santé. J'en vends aux femmes au foyer qui viennent s'agiter la cellulite dans mon gymnase.

— Et le ventre... il peut le garder rentré comme ça pendant longtemps ?

— Non, mais un bel exemple de liposuccion réussie.

— Et le cul, refait aussi, hein ? Retendu, relevé, recousu, ni vu ni connu.

— Par contre, jamais entendu parler de greffes de pectoraux.

— Ouais, on peut pas dire qu'il en a pas.

— Et les mollets ? Tu les as remarqués, ses mollets ? Sont pas mal foutus. Et j'sais pas si ça se taille au couteau.

— Ouais, bizarre. Mais s'il lui reste des pectoraux, il peut bien avoir des mollets.

— Combien de fois il s'est fait lifter le portrait, à ton avis ?

— Alors, ça, il a la peau tellement tendue que quand il ferme la bouche, il doit avoir le trou du cul qui bâille.

— Ouais, c'est probable.

— En tout cas, faut admirer le travail des chirurgiens. Pas une cicatrice, pas trace de point de suture, rien.

— Ils les cachent dans les plis de chair mais, t'as raison, les bouchers sont adroits, aujourd'hui. Ils t'équipent même d'une bandaison permanente.

— Non, tu charries.

— Pas du tout, j'ai lu un article à ce propos. Ils te greffent une espèce de pompe et, quand tu veux une bandaison extra-raide, t'as qu'à serrer les fesses plusieurs fois pour envoyer la pression dans la bite, jusqu'à ce qu'elle vienne te chatouiller le menton.

Wallace secoua la tête en riant.

— Russell, t'es pas vraiment heureux parfois que toi et moi on ait toujours suivi le bon chemin, le normal, le sain, l'humain et le vertueux devant le Seigneur ?

— J'en suis heureux tous les jours de ma vie, Wallace, tous les jours de ma vie.

— Mais ça change rien entre nous, hein ?

— Non, ça change rien entre nous, Wallace.

Ils entendaient maintenant les Washington qui appelaient Wallace.

— Merde, dit Wallace, jetant un regard par-dessus son épaule. Tu voudrais pas t'occuper de quatre futures championnes du monde, non ?

— Non. Mais si elles t'emmerdent autant, pourquoi tu leur ordonnes pas de rentrer chez elles par le premier avion ?

— Ordonner ? dit Wallace. Tu les connais pas. On peut utiliser que la carotte avec elles. Sont foutrement trop fortes pour le bâton.

— C'est toi qui les as faites ainsi.

— Ouais, exact.

Sur ce, il tourna les talons pour regagner la salle et Russell lui emboîta le pas.

Marvella était toujours appuyée, nonchalante, contre le mur et ce fut à peine si elle tourna la tête pour regarder Wallace.

— Elles veulent que je lève quelque chose, dit-elle d'une voix traînante.

— Un petit quelque chose pour en rêver ce soir, dit Vanella.

— Elle peut, patron ? dit Jabella.

Puis les quatre, leurs mains tendues devant elles comme des pistolets, le pouce levé, index et majeur tendus, auriculaire et annulaire repliés, bouches rouges et quenottes blanches, d'une même voix :

— Elle peut, patron ?

— Vas-y, dit Wallace.

Un sourire en fuite laissa une trace de lumière sur le beau visage de Marvella. Hochement imperceptible de la tête, et les quatre sœurs de bondir, charger de deux disques de plus la barre déjà lourde sur le râtelier d'acier chromé au-dessus du banc. Regard coulé de Russell vers Wallace, et Marvella regardant sans broncher l'haltère pesant maintenant le quintal.

— Merde, dit Russell, tu vas la laisser porter cent kilos sans échauffement.

Wallace, sans même le regarder, répondit avec une indifférence voulue :

— Pour Marvella, cent, c'est de l'échauffement.

Marvella se détacha du mur et trois mots vinrent à l'esprit de Russell : fluide, félin, danger. Les yeux toujours mi-clos, elle regarda la barre puis ses sœurs, dans leurs collants jaunes, qui moulinaient des bras avec une synchronisation toute mécanique. Marvella aussi moulina comme un lanceur, au base-ball, pour assouplir ses épaules et souffla plusieurs fois avec une stridence telle qu'elle fit tourner toutes les têtes dans la salle, où le silence se fit brusquement. Chacun s'était immobilisé et regardait le grand félin noir s'allonger sur le banc, assurer sa prise sur la barre, la soulever du râtelier et, sans effort apparent, exécuter huit développés-couchés, tandis que ses sœurs à l'unisson tapaient dans leurs mains à chaque fois que le lourd haltère descendait, à chaque fois qu'il remontait.

Quand Marvella se leva du banc, comme si elle n'était qu'un seul et même muscle, Wallace se tourna vers Russell.

— Qu'est-ce t'en dis, Muscle ?

— Je dis que c'est dommage que, demain soir, ce soit pas une compétition d'haltérophilie, répondit Russell en s'éloignant.

— Ouais, je sais, Muscle, lui lança Wallace. On peut pas tout avoir dans la vie.

Ce ne fut qu'arrivé devant l'ascenseur que Russell se décida à prendre connaissance des numéros de chambres que lui avait notés sur un bout de papier la farouche Conchonca. Il n'avait pas d'autre choix que d'aller frapper à l'une d'elles s'il voulait retrouver Shereel. Avec la chance qu'il avait, il allait se retrouver face à Clou et son couteau et Dieu sait ce qui adviendrait. Mais bon, il n'allait pas reculer maintenant.

Quand la porte de l'ascenseur s'ouvrit, Russell grogna tout haut :

— Putain, j'ai pas fait tout ce chemin pour me faire enculer !

Les deux filles catégorie lourds qui sortaient de l'appareil tressaillirent.

— Ça y est, les fous sont lâchés, dit l'une d'elles.

— Si Dieu protège les fous, alors on est tranquilles, dit l'autre.

Russell les entendit rire tandis que la porte de l'ascenseur se refermait sur elles. Il vérifia de nouveau les numéros des chambres sur son bout de papier et sans qu'il sache pourquoi, une comptine de son enfance lui revint en mémoire. Il descendit au douzième étage. Il s'avança lentement dans le couloir et, quand il fut arrivé devant la porte qu'il cherchait, il ne s'accorda pas d'hésitation et cogna des phalanges. Pas de réponse. Il frappa plus fort.

Une voix étouffée lui parvint de l'intérieur de la suite.

— Une seconde, nom de dieu, j'arrive !

Ce n'était pas la voix de Clou, et Russell s'avoua malgré lui rudement soulagé.

La porte s'ouvrit et Russell se rappela ce que les deux bonnes femmes avaient dit en sortant de l'ascenseur. Il fit un pas en arrière dans le couloir comme s'il avait pris un coup de poing dans la gueule. Remplissant presque l'encadrement, se tenait Moteur, le poilu, vêtu seulement d'une serviette de toilette. Poilu, il ne l'était plus qu'à demi. Il tenait dans une main une bombe de mousse à raser et, dans l'autre, un rasoir de sûreté. Il n'avait plus un seul poil sur la poitrine, le ventre et le devant des jambes. Là où les poils avaient proliféré, la peau était rouge, irritée et constellée de petits morceaux de PQ torchant le sang des coupures. Des champignons de mousse lui tapissaient les poils des épaules et des bras, attendant la tonte.

Moteur lui fit un grand sourire, qui découvrit ses dents jaunes et cassées.

— Hé, j'vous connais ! Comment va, grand ?

Russell regarda la peau ravagée, les rouges confettis de PQ.

— J'crois pas... j'crois pas...

— Qu'est-ce tu crois pas, grand ?

— Que... qu'on se connaisse.

— Allez, y en a pas deux comme toi. On m'l'a bien dit, t'as une moumoute en peau de fesse. Allez, entre, Monsieur Muscle.

— Je m'appelle Russell Morgan, dit Russell, émergeant de sa stupeur.

Moteur sourit de plus belle.

— Ça, mec, c'est le blaze que t'a donné ta maman, mais toi, tu t'en es donné un autre. Et c'est Russell Muscle. J'te connais mieux que tu l'imagines et j'ai jamais posé les yeux sur toi. Comme j'te l'dis, y en a pas deux comme toi.

— Je suis à la recherche de Shereel.

— Et moi, j'me rase le poil, comme ça, j'pourrai faire le crabe. Après ça, c'est Epilnet que j'mettrai. J'vais m'en acheter une bonbonne de c'machin. Qu'est-ce t'en penses ?

Russell ne savait pas ce qu'il pensait. C'est tout juste s'il avait pu saisir ce qu'on lui racontait. Mais il était sûr d'une chose : toutes les Têtes de Clou étaient encore préférables à ce... cette...

— Shereel Dupont, dit Russell, sans savoir ce qui sortirait de sa bouche une fois qu'il l'aurait ouverte.

Shereel Dupont, répéta-t-il, car c'était pour elle qu'il était là, devant l'innommable.

— Chère Elle, dit Moteur avec un rire postillonnant. Elle est bonne, hein ? Chère Elle. Pigé, grand ?

Il se secoua comme un chien tombé dans un pucier, projetant des flocons de mousse sur Russell.

— Chère Elle, reprit-il, tout content. Les Turnipseed ont toujours eu la classe. La classe, rien que la classe. Dorothy s'est faite Chère Elle. Et moi, j'me rase pour faire le crabe. Qui l'aurait cru ? Mais entre, tu m'aideras à me raser le dos.

Il se tourna et enleva sa serviette pour montrer à Russell le pelage qui lui couvrait le dos et les fesses.

— Difficile de se raser dans le dos, non ?

— Non, j'pense pas.

— Tu penses pas ? T'as déjà essayé de te raser le dos et le cul ?

— Non.

— Si tu l'avais fait, tu saurais que c'est coton.

— C'est pas ce que je voulais dire.

— Mais c'est ce que tu as dit, dit Moteur, se rasant une touffe rebelle près du nombril. T'as pas l'air très bien, tu sais. T'es sûr que t'es pas malade ?

— Il faut que je retrouve Shereel.

— Pourquoi tu le disais pas ? Elle est retournée dans sa chambre après que Billy nous a montré le crabe et les figures imposées et tout et qu'il nous a dit rapport à l'échauffement et à l'huile sur le corps.

— L'échauffement et l'huile sur le corps ?

— Ouais, ça et plein d'autres choses, dit Moteur. La Chauve-Souris est pas timide et aime bien causer.

— La Chauve-Souris ? répéta Russell, totalement perdu et vaguement effrayé par l'étrangeté de tout ça, à se demander s'il n'était pas en train de rêver.

— Ouais, de Murfreesboro. Un gars du Tennessee, tu savais pas ?

Russell Morgan fut incapable de répondre.

— Hé ! tu fais souche dans le couloir ou bien tu m'aides à me raser dans le dos ?

Russell connaissait la réponse.

— Je fais souche dans le couloir.

CHAPITRE 14

Earline creva la surface de l'eau dans la profonde baignoire nuptiale en forme de cœur et les rondeurs de ses épaules lisses et charnues émergèrent dans l'air vaporeux telles les bosses d'une baleine. Ce fut du moins ce que pensa Billy, qui la contemplait, penché vers elle, à travers le dense tourbillon vaporeux s'élevant de l'eau chaude. Les yeux mi-clos, elle sourit, se laissa immerger de nouveau entièrement et ressortit, radieuse et ruisselante, des gouttelettes d'eau perlant à ses longs cils. Elle respira bruyamment et souffla un jet d'eau à travers une pulpeuse bouche en cœur, renforçant chez Billy l'impression d'un cétacé en liberté, d'un cétacé de noble taille et de grand poids, jubilant de son droit à faire de son ample ventre une corne d'abondance marine au gré de ses cueillettes dans les profondeurs inviolées du grand bleu. Et il aurait aimé lui dire à quoi elle lui faisait penser. Mais il ne le pouvait ; elle se méprendrait sûrement. Et Dieu seul savait le mal qu'il avait eu à la convaincre de se couler dans la baignoire nuptiale. Et il n'allait pas courir le risque de la choquer, quand il s'apprêtait à la persuader de se débarrasser de ce fichu maillot.

Billy lui sourit et Earline, toujours yeux mi-clos et longs cils perlés de vapeur, lui rendit son sourire. Elle se sentait pacifiée, protégée et... aimée. Tellement aimée. Oui. Et dans l'eau fumante de la baignoire profonde, elle éprouvait une légèreté qu'elle n'aurait jamais crue possible, une légèreté qu'elle n'avait jamais caressée que dans l'ombre de ses rêveries. Et Dieu, comme elle était en sécurité. En partie, à cause de la confiance qu'elle avait dans Billy, mais surtout grâce à l'armure de son maillot de bain qui lui ficelait les chairs, tandis qu'elle flottait et, plus ludique qu'une enfant, barbotait dans le bouillon brûlant.

— L'eau n'est pas trop chaude ?

Elle avait fermé les yeux sans s'en apercevoir et, quand elle les rouvrit pour répondre, elle vit Billy, agenouillé devant la baignoire, son visage tout près du sien.

— Non, dit-elle d'une voix dont le ton velouté la surprit.

— Ta peau est si belle, dit-il.

— Merci.

— Me remercie pas, me remercie jamais quand je dis la vérité. La vérité est belle parce qu'elle se passe de mercis.

— Seigneur, ça me fait tout drôle quand tu dis de la poésie.

— Je vois tes épaules rougir. Tout ton corps rougit.

Elle parvint non sans mal à articuler :

— Tout mon corps.

— Ouais, comme j'te le dis.

Pour la première fois à travers la vapeur dense, elle vit les mains de Billy. Il les avait enfilées dans deux gants de toilette blancs brodés chacun d'un flamant bleu planté sur une patte, son long cou en point d'interrogation. Et, dans l'air nébuleux de la salle de bains, dans l'eau de la baignoire en forme de cœur, flottait en effet une grande question.

— Comme ta peau est belle ! reprit Billy.

Elle avait de nouveau fermé les yeux et ne répondit pas.

— Et la peau est le fondement de tout.

Et soudain, elle se rappela. C'était sa peau, la réponse à la question. C'était à cause de sa peau qu'elle mijotait délicieusement dans l'eau chaude, à cause de sa peau que Billy était à genoux devant elle, les mains gantées de tissu-éponge. Il allait lui frotter la peau, stimuler son organe le plus important.

Et la perspective imminente de cette stimulation lui fit tourner la tête au point qu'elle se demanda si elle n'allait pas s'évanouir, sensation déjà éprouvée quelques instants plus tôt quand, assis tous deux sur la causeuse en forme de cœur du salon, Billy lui avait proposé le susdit frottement.

— Mon organe le plus important ? avait-elle dit, se gardant de tourner son regard vers lui, car elle était en train de penser à lui en position de crabe dans la chambre de ses parents, au bouton de son gland, petite chose doucement mélancolique et terriblement vulnérable sous le mince tissu de son maillot de posing.

— Tu le savais, n'est-ce pas ?

— De quoi ? avait-elle demandé, enfoncée dans des douceurs appelées mélancolie et vulnérabilité.

— Que ta peau est ton organe le plus important.

— Non, je savais pas.

— Elle l'est, et elle est aussi le fondement de tout.

Elle avait encore dans la bouche un goût de poulet frit et elle se rappelait le naturel et la gentillesse avec lesquels il l'avait prise par la main et raccompagnée à sa chambre.

— La plupart des gens pensent que c'est le foie, lui avait-il dit, mais en vérité, je te le dis, c'est la peau, ton organe le plus important. Et tu peux remercier le bon Dieu de t'avoir donné une peau pareille. C'est elle qui chasse les toxines, les poisons et la saleté.

— Quoi ? demanda-t-elle alors qu'elle n'était pas sûre de vouloir entendre la réponse.

— Oui, c'est la peau qui te débarrasse de ce qui fait mal à ton corps.

— Ah oui ? avait-elle dit sans écouter.

Il savait qu'elle n'écoutait pas, il savait qu'elle avait la tête ailleurs, mais il s'en fichait car, tout ce qu'il désirait, c'était la soulever dans ses bras. Éprouver la pesanteur de sa chair dans ses mains. La sentir, la goûter. Et pour réaliser ce but, il avait décidé de lui faire prendre un bain chaud. L'entreprise lui paraissait trop extravagante pour être possible, mais il n'avait jamais désiré dans la vie que l'impossible. Son dos était en soi une extravagance et il n'était pas homme à se contenter d'espérer sans entreprendre.

— Écoute-moi, femme, dit-il. Tu es spéciale.

— Je le suis ? lui avait-elle répondu machinalement, tout à son émoi de se trouver assise sur une causeuse en forme de cœur en compagnie de l'homme le plus beau qu'elle eût jamais vu, même s'il était plutôt court sur pattes.

— Tout le monde a une peau, mais il y en a qui en ont une plus grande que les autres.

Une ombre était passée sur les traits lisses et charnus d'Earline et elle avait murmuré :

— J'aimerais bien perdre cinq kilos.

— Cinq kilos, pour toi, c'est du gâteau.

— Du gâteau ?

Et, ce répétant, elle avait vu un gâteau flotter devant elle, un bien gros débordant de crème, et son estomac bourré de poulet frit Colonel Sanders avait gargouillé de convoitise.

— Le corps élimine ce qu'il veut de quatre façons, avait-il dit, commençant à compter sur ses doigts. Un, les poumons, deux, le foie, trois, le fumier qui enrichit la terre, et quatre...

Le fumier qui enrichit la terre. Même cette chose prosaïque s'il en fut, son Billy parvenait à la rendre poétique. N'était-ce pas rendre ses lettres de noblesse à ces besoins naturels que de leur déléguer l'honorable tâche de fertiliser la terre ?

Billy avait levé trois doigts mais il les avait aussitôt repliés. La quatrième façon apparut sous la forme d'un majeur dressé gaillardement.

— Et ça, avait-il dit, considérant son doigt, c'est ta peau. L'organe le plus important de ton corps. Le plus grand éliminateur. Tout le monde sait qu'on peut pas vivre sans foie mais essaie donc de vivre sans peau.

Il attendit, lui laissant tout loisir de réfléchir. Mais ce n'était pas à son derme qu'elle pensait. Elle pensait à celui de Billy. À sa peau lisse que pas un poil ne venait troubler. Une peau lisse qu'elle aurait aimé serrer contre elle. Des muscles à la douzaine qu'elle aurait tant désiré sentir bander contre elle.

— Tu pourrais ?

— Quoi ? avait-elle demandé en rougissant parce que ses pensées l'avaient entraînée en terrain plus glissant encore, pas vraiment ses pensées mais sa langue qu'elle avait imaginée laissant sur tout le corps de Billy le méandre baveux d'une limace.

Et il y avait de quoi rougir, car ce genre de pensée était d'ordinaire exclusivement réservé à la solitude de ses nuits. Earline n'était pas préparée à voir ses fantasmes la troubler en présence même d'un homme.

— Vivre sans peau.

Mais de quoi parlait-il ? s'était-elle demandé, toute pantelante comme si elle n'avait plus un seul os pour la soutenir. Pourquoi et à propos de quoi lui demandait-il son avis ? Ne savait-il pas qu'elle était d'avance d'accord sur tout et qu'il pouvait lui demander n'importe quoi ?

— Tu as de la chance, avait-il dit.

— Je sais, avait-elle répondu.

Et elle le pensait ; il en fallait un sacré paquet, de chance, pour tomber sur Bill Bateman la Chauve-Souris.

— Et moi, je suis un accordeur de peau.

— Accordeur ?

— De peau.

— De peau ?

Il n'était rien de tout ça, bien sûr, mais l'idée lui était venue soudain... accordeur de peau. Et une fois qu'il l'avait dite, la chose lui était apparue comme une bonne, une très bonne chose. Il répéta :

— Ouais, un accordeur de peau.

— J'en ai jamais rencontré.

— On est très peu nombreux, alors c'est normal que t'en aies pas encore vu.

Ce qu'il ne comprenait pas, c'était pourquoi il avait menti. Sa maman, à Murfreesboro, Tennessee, ne l'avait pas élevé pour qu'il tourne menteur dans la vie et ce qu'il faisait là, en vérité, c'était trahir sa maman.

Il avait essayé de se convaincre que, façon de parler, ce qu'il disait était vrai, mais ce n'était guère réconfortant non plus, car il savait bien qu'il n'y avait pas trente-six façons de dire la vérité. Mais de cela, il s'en inquiéterait plus tard, parce que, pour l'instant, ses mains fourmillaient d'impatience. Elles se tendaient vers la cathédrale de rondeurs et de plis charnus posée à côté de lui, et avec ses mains, s'alignaient au départ sa langue, son cerveau, chaque fibre de son être.

— Tu disais que tu aimerais perdre cinq kilos.

— J'y ai souvent pensé.

— T'as pas besoin de perdre cinq kilos, avait-il dit alors. Ce qu'il te faut, c'est t'accorder.

— M'accorder ?

— Oui, comme un piano. Si tu étais accordée, tu les perdrais tes cinq kilos, et même plus.

— Vraiment ?

— Vraiment, à condition de faire accorder ta peau.

— Ma peau.

— Et moi, je suis un accordeur de peau.

— Et euh... qu'est-ce qu'il fait, un accordeur de peau ?

— Il accorde.

— Et moi ? Tu me... ?

Elle ne savait pas bien comment finir sa phrase, elle ne savait pas bien où cela risquait de la conduire.

— Je suis là pour t'accorder ma toute belle.

— J'aime quand tu m'appelles ta toute belle.

Il avait alors levé ses mains ouvertes devant elle, paumes offertes.

— T'as encore rien vu.
— Ah oui ?
— Ces mains-là détiennent le pouvoir.
— Le pouvoir de... de faire quoi ?
— D'accorder les peaux. De t'emmener de l'autre côté.

Elle avait posé sur lui un regard timide de jeune fille. La voix de Billy avait pris le ton d'un prédicateur fondamentaliste. La voix de son père, prêcheur à Murfreesboro. Une voix tout en persuasion, charriant à parts égales la terreur et l'amour.

— Tu sais pas ce qu'il y a de l'autre côté, enfant ?
— Non, je sais pas.
— De l'autre côté, tu découvriras que tu es la plus belle et la plus douce des jeunes filles. Et tu aimeras le seul corps que tu as jamais eu à aimer avant de pouvoir aimer les autres corps. Car tout est corps, jeune fille, et le corps est tout. Le corps, penses-y, ma toute. Le corps.
— Le corps ? avait-elle demandé au comble de la confusion.
— Le corps.

Il avait posé sa main sur l'épaule ronde d'Earline, frissonnant de plaisir en sentant la profondeur du gras. Puis, reprenant la scansion paternelle, il avait ajouté :

— J'ai passé ma vie à la recherche du corps, aucun sacrifice n'a été assez dur pour le trouver, le connaître, être touché par sa grâce...
— Mon poète...
— Et qui quête le corps devient accordeur de corps.

Earline avait manqué remercier le Ciel de lui avoir accordé un accordeur comme Billy, mais elle s'était retenue à temps, jugeant que ce ne serait peut-être pas de bon ton. Elle s'était donc contentée de dire d'une petite voix étranglée :

— Emmène-moi de l'autre côté.

— Pour ça, il faut te frotter le corps, il faut stimuler ton organe le plus important.

À l'entendre parler de son organe le plus important, Earline était prise de faiblesse mais aussi envahie d'un plaisir brûlant qui avait son origine dans une image : la main de Billy ramassant son maillot par terre et caressant et triturant dans ses doigts l'entrejambe du vêtement.

— Oui, avait-elle dit.

— Oui ?

Il n'en revenait pas de sa chance. De nouveau, ses mains le démangèrent. Ses narines s'amincirent, dans l'expectative de la humer. Sa bouche saliva dans l'impatience de la goûter. Et cette perspective de soulever, de sentir, de déguster cet enchanteur morceau de fille lui fichait des faiblesses dans les jambes. C'était une sensation analogue qu'il éprouvait quand il revenait de ses emplettes nocturnes, le coffre de sa voiture rempli de saloperies à bouffer, sachant que dans quelques minutes il serait sous son toit, à l'abri des regards du monde et libre de se gorger de tout ce qui était interdit et tenu pour nocif dans son monde de sculpteurs de corps.

— Nous sommes des professionnels, avait-elle dit.

— C'est vrai, avait-il répondu.

Elle lui avait parlé de ses études des Problèmes de la Vie.

— Mais pour une bonne stimulation, avait-il ajouté, il faut de la chaleur humide.

— De la chaleur humide, avait-elle répété, amollie par le contenu érotique de ces deux mots.

— Il faut que tu te coules un bain d'une eau aussi chaude que tu peux la supporter. Ma toute belle, avait-il ajouté après réflexion.

Il avait vu la baignoire, quand elle lui avait fait visiter la suite, après leur retour de chez papa et maman Turnipseed, où il avait fait le crabe. Ils étaient restés un moment sans parler à contempler la grande baignoire et les deux trônes en forme de cœur.

— Joli, très joli, avait-il dit.

Et elle, étrangement à l'aise avec sa main dans la sienne, avait répété :

— Oui, *jeuli*, très *jeuli*.

— C'est la chaleur humide qui fait tout, il avait précisé en jetant un regard en direction de la salle de bains.

Puis il s'était tourné vers elle et lui avait demandé, les yeux dans les yeux :

— Tu es prête, femme ?

— On est des professionnels, avait-elle répondu avec assurance, et je suis prête comme je l'ai jamais été et le serai jamais.

— Super, super. Quand je t'aurai accordée, tu auras l'impression d'avoir perdu dix kilos.

— Mais que veux-tu faire exactement ?

— Faire ?

Elle avait eu du mal à sortir la suite, mais son professionnalisme l'avait aidée.

— Oui, pour stimuler mon organe le plus important.

— Un massage.

Un massage ? Cela signifiait des mains. Des mains sur son organe le plus important. Elle le regarda, les yeux étrécis par la concentration, puis elle baissa les yeux sur les grandes mains de la Chauve-Souris.

Comprenant, il s'était empressé de préciser :

— Je me servirai d'un linge, d'un gant ou d'une serviette.

— Oh.

Billy avait improvisé depuis le début et il n'était pas mécontent de lui. Mais ce tendron, cette fille belle et douce — et il la trouvait sincèrement belle et douce — avalerait-elle son histoire ?

— D'accord, allons-y, avait-elle dit. C'est pas tous les jours qu'une fille rencontre un accordeur de peau et a l'occasion de se faire accorder.

Billy avait senti sa poitrine se gonfler toute seule. Elle ne l'avalerait pas, elle l'avait avalée.

— Je vais remplir la baignoire et me couler dans le bain.

— Parfait, avait-il répondu.

— Je t'appellerai quand je serai prête.

À l'idée qu'il la rejoindrait dans un instant dans la salle de bains, Billy resta coi et dut se contenter de lui sourire.

— J'ai juste quelques petites choses à prendre.

— C'est bien. (La parole revenait à Billy.) C'est très bien, tu te sentiras une femme nouvelle quand tu auras été accordée.

Elle se sentait déjà une femme nouvelle quand elle avait fouillé dans ses affaires. En écartant les jambes pour se pencher, elle était parfaitement consciente que ses cuisses formaient un seul bloc de chair jusqu'aux genoux, et elle était également consciente que cette position non seulement lui évasait les hanches mais qu'elle présentait aussi son ample croupe à Billy. Probablement était-il en train d'arpenter du regard cette mappemonde de chair. Mais Billy ne regardait pas. Il l'avait regardée quand elle avait commencé de se baisser et de se transformer en énorme amphore devant lui, mais il avait aussitôt détourné la tête parce que cette vue le mettait dans tous ses états. Il continuait d'étirer les lèvres dans un sourire qui n'était plus qu'un rictus et il l'avait vue passer devant lui pour se rendre à la salle de bains, le visage confit de bonheur, tenant contre elle un peignoir ou une serviette, il n'aurait su le dire.

Billy était resté assis, à écouter l'eau couler dans la profonde baignoire de lune de miel, l'esprit rempli de nourritures qu'il pouvait manger mais ne gardait jamais : pancakes à la confiture de fraises surmontés de montagnes de chantilly et de sirop d'érable, des kilos de Smarties, de grasses saucisses rissolant encore sur une mer d'œufs au plat, tous chargés d'une dose mortelle de cholestérol et de sel, tandis que ses mains agitées de tics avaient faim d'abondances charnelles.

Un cri avait enfin jailli de la salle de bains fermée, un cri dont il aurait perçu la violence expiatoire s'il n'avait été emporté par sa rêverie gourmande.

— Billlllly ! Billy, viens, c'est maintenant ou jamais !

— J'arrive, ma douceur, avait-il répondu, se levant de la causeuse, avec l'impression que ses solides jambes de champion s'étaient muées soudain en guimauve.

Il n'avait pas senti ses pieds sur l'épaisse moquette en gagnant la salle de bains et il était entré dans un nuage de vapeur qui perla ses épaules et ses bras nus, aussitôt qu'il se dirigea vers le clapotis de l'eau contre les bords de la baignoire. Il se rapprocha encore et vit la peau marbrée de rougeurs qui épousait l'arrondi harmonieux du crâne, cette enveloppe de chair qui devenait laiteuse à la base du cou et qui... C'est alors qu'il avait distingué dans le tourbillon aquatique le foutu maillot une pièce et Earline soigneusement emmaillotée dans l'amas de volants mouillés !

— Je vois que tu as remis ton maillot.

Et d'ajouter, pour chasser le dépit que trahissait sa voix :

— Ma toute belle.

— Mais Biiillly, je pouvais pas... on pouvait pas... tu veux tout de même pas que je me mette nue !

— On est des pros, non ? Toutes ces choses qu'on a apprises, ça fait de nous des gens différents. Des gens pas comme les autres.

— J'ai appris les Problèmes de la Vie.

Et il avait répliqué plus durement qu'il ne désirait :

— Et moi, je suis un accordeur de peau, et un accordeur de peau doit avoir de la peau. Tu voudrais pas que je répare le moteur de ta voiture sans ouvrir le capot ? Hein, ma douce ?

Les billes de ses yeux avaient disparu sous les longs cils et elle avait dit d'une petite voix :

— Non, je voudrais pas.

Elle s'était immergée, tête comprise, avait refait surface, les yeux fermés, et avait dit d'une voix encore plus fluette :

— Tu peux passer ta main dessous si tu veux.

Et, dans un grand soupir de reconnaissance :

— On est des pros.

Or donc il était là, à genoux contre la baignoire, les mains fourrées dans des gants de toilette blancs à l'effigie du flamant bleu planté sur une patte unique et emmanché d'un long cou en point d'interrogation, devant Earline, ficelée dans son maillot de bain comme une saucisse.

Elle avait dit qu'il pouvait glisser sa main où il voulait mais il se demandait comment procéder. Billy avait une expérience assez limitée des femmes, car il n'avait jamais porté son attention que sur les grosses joyeuses de leurs rondeurs et encore cet intérêt s'était-il limité à les étreindre, les soulcver dans ses bras et les palper. Billy était puceau, par choix. Il avait toujours pensé que si un boxeur devait choisir entre son jeu de jambes et une partie de jambes en l'air, un champion de bodybuilding connaissait le même dilemme. Dans la balance, sa bite n'avait aucune chance contre son dos.

Il posa ses mains gantées sur les mols monticules des épaules de la toute belle et douce et se mit à les frotter lentement en cercles.

— Mmmmmmm, fit-elle. Mmmmmmm.

Puis il commença de la pincer, lui saisissant le gras par pleines poignées, d'abord doucement puis moins doucement, jusqu'à ce que s'échappe de la bouche en cœur d'Earline un gémissement qui hésitait entre le plaisir et la douleur. Elle tourna la tête vers lui et dit, les yeux ronds et brillants :

— Billy.

— Détends-toi. Laisse-toi aller, tu es dans de bonnes mains.

— Mais ça fait un peu mal.

— Faut souffrir pour être belle.

— Faut souffrir pour être belle.

— C'est notre code de conduite, dit-il. Il faut l'accepter.

— Mais tu me ferais pas mal ? dit-elle, la tête toujours tournée vers lui.

— Avoir mal a rien à voir là-dedans. Tu finiras par aimer avoir mal.

— J'crois pas que j'aimerai jamais avoir mal.

— Je veux que tu te détendes. Roule ta tête sur ton cou. Respire à fond. Et me demande pas si j'pourrais te faire du mal. Tu connais la réponse, jeune fille. Tu connais la réponse ou je m'appelle pas la Chauve-Souris.

— Billy, dit-elle, les yeux fermés, la tête tanguant sur son cou, haletant plutôt que respirant à fond, sa peau se faisant plus chaude que ne l'était l'eau.

— Respire du fond de tes poumons et pense que tout ça, c'est beau et sain et naturel.

Ses mains étaient descendues plus bas, empoignant, soulevant, s'enfonçant profondément en elle jusqu'à ce qu'elle sentît les dures extrémités de ses doigts sillonnant ses côtes. Il avait pénétré sous le maillot et Dieu que c'était bon mais douloureux.

— J'arrive pas à penser, dit-elle d'une voix entrecoupée, que c'est beau et sain et naturel, quand en même temps ça fait mal.

— Pense à une vaste prairie. Essaie de la voir. Tu la vois ?

— Oui.

— Au milieu de la prairie, il y a une belle mare d'eau claire et tranquille, sans une ride à la surface, comme une plaque de verre réfléchissant rien d'autre que les plus blancs nuages du ciel le plus bleu que le bon Dieu ait jamais imaginé.

Elle esquissa le mouvement de se tourner vers lui mais il l'en empêcha de la main.

— Non, bouge pas. Garde les yeux fermés. Regarde la prairie. Regarde l'eau claire. À côté de la mare, il y a un cheval blanc, un fier et beau coursier, et la brise qui souffle doucement ébouriffe sa crinière. Tu le vois, le cheval ? Tu la vois la mare ? Tu le vois le ciel ?

— Doux Seigneur, ça, c'est de la poésie.

— Mais tu vois tout ça ?

— Oui, je vois tout ça, dit-elle.

Elle le voyait.

— Maintenant, je vais frotter. C'est juste une question de temps.

Il ne précisa pas ce qu'il entendait par « juste une question de temps » et elle ne le lui demanda pas. Le tissu des gants de toilette roulant sur sa peau lui procurait une sensation jamais éprouvée auparavant. Mais ce n'était plus le tissu-éponge qu'elle sentait maintenant. Billy avait jeté le gant depuis un moment et ce qui lui martyrisait délicieusement l'épiderme, c'étaient les paumes de Billy et la rangée de cals que les barres et les haltères y avaient sculptés. Elle sentit ses mains remonter les épaules, franchir le barrage du maillot menant à ses seins vers lesquels elles se laissèrent glisser, pour s'en emparer et les soulever à pleines poignées. Elle entrouvrit en douce les yeux pour les voir, ses seins, flottant dans l'eau devant elle, globes oblongs et lourds et blancs et, pensa-t-elle, beaux, très beaux. Les mains nues de Billy les pressaient, les pétrissaient, tirant le sang vers les mamelons et c'étaient les mamelons qui la stupéfiaient, à présent, elle ne les avait jamais vus dans cet état, raides et gorgés de sang, et plus que cette vision, c'était la sensation inconnue, bouleversante, de ce courant passant des pointes dressées à un endroit caché entre ses jambes. Elle avait perdu de vue la prairie verte, la mare de verre et le cheval blanc. Elle ne voyait plus que ces mains-là, le maillot retroussé jusqu'aux plis de son ventre, ces belles et fortes mains qui emportaient sa chair rubiconde vers des plaisirs inattendus.

Billy releva la tête, les narines pincées, tout à humer les senteurs que sa vie de bodybuilder lui avait refusées : gâteaux sortis du four, côtelettes de porc, cuisses de poulet rissolant et grésillant dans les poêles, pâtes feuilletées suintantes de beurre. Une voix en lui soufflait qu'il ne pouvait réellement sentir ce qu'il sentait mais une autre voix, plus profonde, l'assurait que l'air enfumé de vapeur était bien rempli des fragrances. Et il fourrageait dans l'abondance des chairs d'Earline et contemplait ce que ses mains lui rapportaient avec une adoration mêlée de désir.

Elle baissa un peu les yeux, suivant les mains qui s'en prenaient maintenant à son ventre — un ventre qu'elle détestait depuis son enfance — et se découvrit amoureuse de ce ventre, dont la voix caressante et chantante de Billy extrayait la beauté. Sans réfléchir, sans savoir qu'elle allait le faire, elle passa sa main derrière la nuque de Billy et, avec une force surprenante — ou peut-être son mouvement imprévisible lui avait-il fait perdre l'équilibre déjà instable de sa position sur le rebord de la baignoire —, projeta Billy par-dessus ses épaules et dans l'eau avec elle. Il disparut entièrement dans la baignoire profonde et émergea en crachant comme un geyser. Ils se regardèrent, lui avec la stupeur d'un somnambule tiré de sa transe, elle avec la neuve et solide assurance que lui avaient donnée les mains douloureusement massantes et le doux chant de gorge.

— Un accordeur de peau travaille pas, en principe, dans l'eau avec une cliente, dit-il.

— Cliente, Billy ? Cliente ? demanda-t-elle, sourcils en points d'interrogation et bout de langue rose entre ses dents. Mon maillot me serre, tu peux me l'enlever si tu veux, ajouta-t-elle en libérant sa langue pour s'en balayer les lèvres avec une gourmandise qui laissa Billy pantois.

— L'enlever, articula Billy.

— Tu as dit qu'un accordeur de peau avait besoin de peau pour travailler, et une Turnipseed a jamais fait dans les demi-mesures.

Il se saisit du tissu et tira. La chose résista et ce fut à l'issue d'une brève mais dure lutte qu'il en vint à bout. Le spectacle de son ventre et de ses cuisses dont les dômes charnus affleuraient à la surface lui coupa un instant le souffle.

Earline ferma les yeux et dit :

— Maintenant, tu peux me frotter et m'accorder comme il te plaît.

Il y alla de bon cœur, pinçant, triturant, pressant, plongeant à pleines mains dans tant de largesses, les yeux écarquillés sur une telle abondance, jusqu'à ce que, n'y tenant plus, il pointât une langue impatiente sur un coin du trésor. Un endroit si bas sur le ventre que son menton s'enfonça dans le nid douillet de sa toison.

— Merde, dit-elle, mais si moelleusement que le juron passa pour un roucoulement.

Et, soulevant son vaste bassin, elle s'offrit pour lui faciliter la besogne, sentit les mains dures ramper sous elle, se ficher dans la ferme amplitude de ses fesses tandis que l'un des doigts s'aventurait un peu plus loin. Reconnaissante, elle s'étala généreusement mais, ô surprise délicieuse, le doigt avait trouvé son chemin et il pressait, avec douceur d'abord, puis plus fermement, la rose fermée de son trou du cul. Au grand jamais, elle n'avait soupçonné le bonheur d'une telle caresse, un attouchement fondamentalement naturel, aux antipodes de la honte et de la laideur. Non, jamais, au plus profond de ses rêveries nocturnes dans la solitude de son lit, elle n'avait conçu semblable émoi.

Elle prit la tête de Billy dans ses mains et la releva de cet endroit que jamais homme n'avait visité. Et comme il émergeait des profondeurs pubiennes, il vit l'opulente poitrine flotter de part et d'autre, et ses yeux se voilèrent de béatitude, comme s'il venait de recevoir l'assurance de Jésus en personne qu'après tout, on lui ouvrait les portes du paradis.

Elle se redressa sur son séant et, ce faisant, le redressa de même, et il se retrouva assis entre deux piliers de cuisses. Les yeux toujours vitreux d'extase, il la vit plonger les mains vers sa taille, glisser les doigts sous la pelure du bikini et prestement ôter ce dernier. Et voilà que maintenant, s'offrait à elle le bouton de porte du seul zizi qu'elle eût jamais vu de près, hormis lors d'accidentels aperçus des bites fraternelles. Sa petite tête rose et lisse se balançait dans l'eau. Elle la prit dans sa main et la chose reposa sage et molle dans sa paume. Tous deux, avec des airs de gamins examinant un jouet, couvaient l'engin des yeux.

Elle allait dire quelque chose, lui demander s'il pourrait peut-être lui apprendre à devenir une accordeuse de corps, quand elle ravala sa salive et regarda avec lui, fascinée par le miracle qui se produisait dans sa main. Lentement, presque en catimini, le beau petit bouton rose de Billy prenait du volume et de la taille, grandissait à vue d'œil, une grosse veine bleue courant le long de la hampe, et poursuivait sa croissance devant une Earline aux yeux agrandis et mouillés de ce qui ressemblait à des larmes, mais c'était l'émerveillement de constater que ce phénomène, dont elle avait certes entendu parler, se produisait là, devant son être éperdu et ravi. Billy, le regard cloué à son membre comme le chasseur sur le gibier qu'il va tirer, se répétait en lui-même : putain de champion ! Putain de champion !

Elle l'attira à elle et dans un mouvement plein d'adresse et de délicatesse, un mouvement d'une intelligence telle qu'il devait être inscrit dans ses gènes, elle se souleva sur les reins et l'invita entre ses cuisses écartées. Il se laissa peser sur elle et, au même moment, il sut que c'était là la chose la plus belle, la meilleure qu'il eût jamais faite, le plus beau moment qu'il eût jamais connu.

Il n'aurait jamais su qu'il était entré en elle si elle n'avait laissé échapper un petit cri timide et ne l'avait saisi aux épaules avec une force surprenante, les lèvres enflées et couleur de pêche écrasée.

Billy hésita mais les mains d'Earline glissèrent des épaules aux fesses bardées de muscles, qu'elles enserrèrent et pressèrent avec la même force avec laquelle elles lui avaient pris les épaules.

— Je t'en prie, viens, murmura-t-elle.

Et, après un clapotement violent de l'eau contre les bords de la profonde baignoire, Billy suspendit son va-et-vient et, pesant davantage encore contre elle, chuchota :

— On s'emboîte comme deux poupées russes, ma douce.

Elle sourit et reporta son attention sur ce voyage dont elle avait si souvent rêvé depuis qu'elle était en âge de rêver de ces choses et qu'elle avait bien cru ne jamais entreprendre.

Et puis, quelques minutes plus tard, alors que la tension en eux montait, elle dit :

— On est mariés, maintenant.

Il ne répondit pas. Mais il savait que c'était vrai et il savait qu'elle savait que c'était vrai. Il avait toujours été marié au bodybuilding mais, dès l'instant où il avait pénétré en elle, il avait divorcé. Et, quand il se raidit de plaisir, hurlant comme un loup avec le visage souriant d'Earline enfoui dans le secret de son épaule, il lui vint la pensée qu'en cet unique instant aussi mystérieux que la mort, il venait de donner à Earline quelques onces de son dos de champion. Et, juste derrière, une autre pensée suivit, à savoir qu'elle pouvait avoir tout son dos, puisque, de toute façon, elle l'avait désormais tout entier pour elle.

CHAPITRE 15

Il entendit à travers la porte la musique qui accompagnerait l'exhibition de Shereel, une minute et demie de « Street Fighting Man ». Il attendit la fin pour frapper. Elle ouvrit la porte ; elle était en bikini. Elle soufflait bruyamment et avait le corps trempé de sueur. Les paupières bleuissaient légèrement sous le hâle et ses lèvres avaient la couleur du bois mort mais ses yeux étincelaient de colère. Elle portait le masque de la guerre.

Par-dessus son épaule, il pouvait voir dans la pièce le magnéto sur la table basse qu'elle avait repoussée près de la fenêtre. Devant la grande glace que Dexter Friedkin avait fait porter, la moquette était assombrie par les taches de sueur.

— Je vois que Dex a remis la chambre en état, observa Russell, ne sachant trop quoi dire.

— Dex ?

— Dexter Friedkin.

Elle porta à son visage la serviette qu'elle tenait à la main et s'essuya le visage et le cou.

— Ah, l'organisateur.

— Et aussi directeur de l'hôtel. Un tordu de première mais efficace, on dirait. Il te plairait.

— Personne me plaît.

Il la regarda pendant un moment.

— Je comprends, dit-il.

— Non, tu comprends pas.

— J'ai été très près du sommet des sommets, Shereel. Je suis déjà passé par où tu passes.

— Tu parles. Pourquoi tu me racontes toujours des conneries ?

Russell continua de la regarder sans bouger. Elle lui disait qu'il racontait des conneries, et elle n'avait pas tort. Mais il avalait mal qu'on le lui balance de la sorte à la figure, même si c'était vrai, qu'il n'avait jamais été aussi loin, aussi haut qu'elle.

Il était amateur quand il avait remporté le titre de Monsieur Amérique mais, devenu professionnel, il avait disparu. Il avait réussi à se qualifier pour le Cosmos mais il n'avait même pas été placé. Sa peau en était la cause. Il avait ce que les bodybuilders appellent une peau épaisse, due à une couche de graisse sous-cutanée que rien — ni les exercices les plus durs ni les privations les plus sévères — ne pouvait éliminer. Il avait la taille, les proportions, mais il avait aussi cette peau, contre laquelle il était impuissant. C'était elle qui l'avait vaincu.

Aussi Shereel Dupont incarnait-elle sa chance de revanche. Sa dernière chance. Il le savait. Il avait cherché une fille capable de remporter le titre mondial depuis qu'il avait ouvert l'Empire des Douleurs. Mais il ne l'avait jamais trouvée.

Et ce putain de Wallace en avait cinq, l'enflure. Une injustice qui lui rongeait la moelle, à Russell. Si Wallace perdait avec Marvella, il gagnerait avec l'une ou l'autre de ses sœurs. Il pouvait l'emporter avec toutes ses sœurs. Quoi qu'il arrive, Wallace ne pouvait pas perdre.

Alors que pour Russell, Shereel était le terminus. Si elle perdait, lui perdait tout. Une fois de plus et pour toujours, il perdrait tout ce qui avait donné un sens à sa vie. Tout.

Mais elle pouvait gagner. Elle le devait. Il y allait de la réputation de Russell. C'était lui qui l'avait faite. L'aurait-elle oublié ?

— C'est moi qui t'ai entraînée, dit-il avec plus d'ardeur qu'il ne le souhaitait. C'est moi qui t'ai emmenée jusqu'ici.

— Oui, c'est toi qui tenais le fouet, toi qui me faisais suer sang et eau.

— Comme il se doit.

— Comme il se doit, hein ? répéta-t-elle avec rage.

Il s'efforça de rester calme. Laisser passer l'orage et poursuivre sa tâche. Il jeta un regard dans la chambre par-dessus l'épaule de Shereel.

— Tu répètes ?

— Ça se voit, non ?

— Justement j'suis venu pour voir si j'pouvais t'aider, travailler quelques détails qui pourraient t'échapper.

— J'ai pas besoin de ton aide, j'ai besoin de l'aide de personne. Ce dont j'ai besoin, c'est qu'on me foute la paix.

— J'ai pas l'intention de t'ennuyer.

— J'ai pas l'intention de me laisser ennuyer par quiconque.

— Je le pense bien. Ce serait le contraire qui m'étonnerait.

Il entra dans la pièce, la bousculant légèrement au passage, alla s'asseoir au bord du lit et se tourna vers elle. Elle lui tournait le dos, face à la porte qu'elle venait de refermer.

— Quel est ton poids ? demanda-t-il sans conviction, car il lui suffisait de la regarder pour savoir qu'elle ne pouvait être plus sèche. Tu veux la balance ?

— Est-ce que j'ai l'air d'avoir besoin de la balance ? dit-elle sans se retourner.

— Non, mais on n'est jamais trop prudent. (Il jeta un coup d'œil à sa montre.) La pesée aura lieu dans quatorze heures. Pourquoi tu me tournes le dos comme ça ? Tu veux pas me regarder ?

— Non, je veux regarder personne. Rien que moi.

— Je m'souviens pas d'avoir refusé une seule fois de regarder mon entraîneur.

— C'est peut-être pour ça que t'as jamais gagné le Cosmos.

— T'as pas besoin d'être cruelle.

— C'est l'heure de la cruauté. Le couvercle a sauté et la folie est partout. Je la sens dans l'air et j'aime cette odeur. Y a pas une seule salope ici qui soit capable de me battre.

— Y a personne ici pour imaginer une chose pareille.

— Wallace, lui, le pense.

— C'est pas lui qui sera sur la scène devant les juges.

— Non, pas lui mais Marvella.

— Marvella est un quartier de bœuf.

— Marvella est taillée comme un diamant, et tu le sais.

— Un quartier de bœuf taillé comme un diam reste un quartier de bœuf.

— Elle m'a déjà battue.

— Pas ici, pas au Cosmos. Demain t'appartient. Tu as payé pour ça. Et c'est pas un paquet de viande qui va te voler ta victoire.

— J'aimerais bien ne plus penser à Marvella.
— Viens me voir.
Elle ne se détourna pas de la porte mais lui jeta lentement un regard par-dessus son épaule.
— Viens voir, répéta-t-il.
Elle vint, s'arrêta devant lui.
— Russell, j'ai pas besoin de cette merde, maintenant.
— Tu sais pas de quoi tu as besoin.
Il lui toucha les genoux.
— Assieds-toi.
Malgré la tension, l'inquiétude et même la peur qui étreignait son ventre, elle céda à la longue habitude d'obéir à sa voix et s'assit en travers de ses genoux.
Elle sentit ses mains, ses épaisses mains calleuses, lui toucher le dos avec une infinie tendresse, une tendresse qu'il ne lui avait jamais manifestée, une tendresse dont elle l'aurait cru incapable. Il l'attira contre son torse massif et l'une de ses mains monta vers le cou et lui caressa la tête, une caresse tendre, affectueuse. Une caresse de père. Non, de mère. Rien n'aurait pu la surprendre davantage, pas même un incendie ravageant l'hôtel. Elle resta immobile, respirant à peine, attendant. Il approcha sa bouche de son oreille.
— Travaille, prépare-toi, bats-toi. Mais intérieurement, en toi-même.
Sa voix était à peine un murmure, mais elle avait autant de force et de fermeté que s'il avait gueulé comme à son habitude. Et il continuait de lui caresser les cheveux.
— Tu me fais confiance ? Je sais comment je t'ai parlé, crié après, fait souffrir, comment je t'ai forcée

à te faire mal, comment je t'ai tout interdit sauf de respirer.

Sa main avait glissé doucement sur sa nuque et gentiment, avec cette tendresse incroyable, suivait la ligne de ses trapèzes, de ses deltoïdes, ses doigts séparant doucement les sillons des muscles, les soulevant, les massant avec tant de précaution qu'elle aurait pu se croire aussi fragile qu'un papillon.

— Tu as confiance en moi ?

— Oui, dit-elle.

Et elle disait vrai, tout en pensant que seul son père aurait pu s'adresser à elle de cette manière.

— Alors, crois-moi. Personne peut te battre. Seule Shereel Dupont pourrait vaincre Shereel Dupont.

Elle détourna son visage de celui de Russell pour se regarder dans la grande glace posée contre le mur.

— J'ai l'impression d'être dévorée vivante.

— Quoi ?

— Ou déchirée, écartelée. Jamais je me serais attendue à éprouver une sensation pareille.

Elle continuait d'examiner son image. Russell la prit par le menton et la fit doucement se tourner vers lui.

— Parle-moi.

— De quoi ?

— De n'importe quoi. De ce qui te fait parler comme une perdante.

— Je suis pas une perdante, dit-elle avec force.

— Alors, arrête de te comporter comme si t'en étais une. Y a plus qu'une petite journée à attendre. Moins de vingt-quatre heures avant la victoire ou la déroute.

— Je regrette que ma famille soit venue. Je les

aime, Dieu m'en est témoin, mais ils sont pénibles, et j'avais vraiment pas besoin de les avoir dans les jambes. Surtout Clou. Il m'inquiète.

— T'inquiète pas pour lui.

— Toute personne sensée s'inquiéterait de Clou. S'il a envie de prendre quelque chose, il demande pas, il prend, et de force, de préférence.

— Que s'est-il passé ?

— Comment ça, que s'est-il passé ?

Il voulait vraiment savoir si elle avait baisé avec Clou. Cette pensée lui clouait le ventre d'une douleur crucifiante. Mais il n'osait pas lui poser franchement la question. Ce n'était pas le bon moment.

— Il m'a semblé que tu le tenais en main quand je vous ai laissés.

— Celui ou celle qui pourra tenir Clou en main est pas encore né.

— Y pense plus. Qu'est-ce qu'il peut faire, après tout ?

— Tout ce qu'il veut, et le problème est là.

— Qu'est-ce qu'il t'a dit ? Il t'a bien dit quelque chose pour que tu parles ainsi.

— Il a dit que je gagnerai.

— Moi aussi, je te l'ai dit. Quel mal y a-t-il à ça ?

— Je crois qu'il avait une idée derrière la tête.

— Il peut rien faire.

— Il y a toujours quelque chose à faire pour un type comme Clou. Quelque chose de bien ou quelque chose de mal.

— Ça ira. Tout est verrouillé. Y a rien à craindre.

— Rien n'est jamais verrouillé pour Clou et y a toujours tout à craindre de lui.

— Pour la compétition du Cosmos, je peux faire face à tout ce qui se présente. J'peux pas en dire autant pour Wallace. Y a les quatre frangines de Marvella qui ont débarqué. Il est au bord de la crise de nerfs avec ces quatre perruches. Et si Marvella arrive à se concentrer malgré tout, alors toi tu peux — et tu dois — tenir le coup, les doigts dans le nez. Merde, faut les voir, ces gosses...

— Je les ai vues. Dans l'ascenseur.

— Elles t'ont fait leur numéro ?

— Elles le font tout le temps, partout. Ça les amuse.

— Il faut que tu fasses le vide dans ta tête. Tout le monde a ses problèmes, ici. Wallace a ces quatre ghetto-sisters et toi, t'as les Turnipseed et Clou.

— Clou est le seul à avoir un couteau à sa ceinture.

— Ouais, ce putain de couteau, dit Russell comme s'il avait oublié, alors que la lame de trente centimètres n'avait pas quitté ses pensées depuis la première fois qu'il l'avait vue.

— Je lui ai demandé de me promettre de pas y toucher.

— Qu'est-ce qu'il a dit ?

— Qu'il pourrait pas promettre ça, même à sa mère.

— Merde. Enfin, nous bilons pas, on arrivera toujours à le contrôler.

— Non. Encore une fois, Clou est imprévisible, incontrôlable. Ceux qui ont pensé le contraire sont plus de ce monde.

— Ouais, je lui souhaite pas du mal, mais j'aimerais bien qu'il meure juste un peu, histoire de débarrasser le plancher.

— Parle pas comme ça de Clou.

— Il est train de te tourner le lait en vinaigre et tu me dis de pas parler comme ça de lui ?

— J'ai grandi avec Clou. Il a pas toujours été comme ça. Il a d'abord été Harry Barnes avant d'être Clou. N'empêche, c'est mon ami.

— Plus que ça, j'ai eu l'impression.

— C'est pas tes affaires. Et Clou mourrait pour moi.

— C'est mes affaires, au contraire, en tout cas, jusqu'à demain soir. Et j'aimerais bien qu'il...

— Oui ?

— Laisse tomber.

Il l'attira contre lui et recommença de lui caresser les cheveux.

— Tu montes en scène demain et souviens-toi seulement d'une chose.

— Quoi ?

— Qui tu es. Souviens-toi qu'il y a des posters de toi sur tous les murs de tous les gymnases et salles de muscu dans tout le pays et en Europe, et qu'il y a des filles qui suent et peinent pour devenir comme toi, qui rêvent d'être là où tu seras demain, et il y en a une parmi la multitude qui sue sang et eau et paie le prix fort pour ressembler à Shereel Dupont, et c'est ni sa volonté ni son courage ni son ambition d'être quelqu'un, mais seulement ce que tu représentes pour elle qui fera qu'un jour, elle montera sur une scène, au milieu des meilleures de son espèce, et c'est toi, et personne d'autre, qui l'auras amenée là. Tu es devenu quelqu'un d'unique grâce à toi-même et ça, c'est un privilège que peu de gens connaîtront. Aussi oublie jamais ça, garde-le dans ton cœur et dans ton sang.

Tout en parlant, il l'avait serrée plus fort contre lui. Et sa main continuait de lui caresser les cheveux. Elle sentit émaner de lui quelque chose qui lui était nouveau ; cela venait de sa voix, de ses mains, de sa chaleur. Et elle prit conscience avec émoi que c'était de l'affection, une affection pure comme du cristal, un amour franc et total, dénué de désir sexuel. Elle en éprouva l'envie de l'embrasser. Et elle savait qu'elle aurait pu le faire sans que cela dégénère dans la violence des corps. Elle ne pouvait non plus s'empêcher de penser que ce serait un baiser comme elle en donnerait à son père.

Mais elle s'écarta de lui.

— Pourquoi fais-tu ça ?

— Quoi, ça ?

— Ça. Me caresser, dit-elle en souriant.

— Ben oui, je te caresse.

— Et ce que tu me dis, jamais tu me l'as...

— Non, c'est vrai, jamais je te l'ai dit. C'est que le moment n'était pas venu. Le temps des cris est passé et, avec lui, le temps du fouet, des exigences. Un jour, peut-être, tu entraîneras ta propre championne et tu comprendras alors. Je m'inquiète plus de savoir si tu as la rage de vaincre. Je sais que tu l'as. Je m'inquiète plus de faire bouillonner la rage en toi. Elle bouillonne toute seule, maintenant. Mais il y a un temps pour mettre la pression et un temps pour la relâcher. Faut pas que tu te raidisses, demain. Faudra laisser aller. Si tu laisses pas aller, tu es fichue. Rentre au centre de toi-même et restes-y. Quoi qu'il arrive, reste dans le calme et l'ordre qu'il y a au centre de toi-même. Et n'en sors plus que pour vaincre.

Elle se pressa contre lui, s'écarta de nouveau, le regarda.

— J'aurais aimé que tu me parles comme ça, avant.

— Si je l'avais fait, on serait pas ici. Je te l'ai dit, il y a un temps pour le fouet, un temps pour les cris.

Il lui sourit et l'attira de nouveau contre lui, la serra fort.

— Et il y a un temps pour te tenir dans mes bras et te dire la vérité : tu es la meilleure, y en a pas deux comme toi au monde. Au monde ! Si c'était pas vrai, je le dirais pas. Tu me crois ? Tu me crois quand je te dis que tu es arrivée là où on peut pas aller plus loin, plus haut ?

— Oui, dit-elle, les lèvres contre son cou.

— Très bien. Maintenant, tu vas oublier cette glace et aller au lit. Et t'inquiète pas pour le réveil. Je viendrai te réveiller. Et je serai là, avec toi, tout le long du chemin, demain. La seule chose que je pourrai pas faire, c'est monter avec toi sur l'estrade et poser. Et quand tu auras gagné, parce que tu vas gagner, tout t'appartiendra. J'aurai rien pour moi, personne aura rien. Tu auras tout, parce que c'est toi qui l'auras payé, avec ta sueur, ton sang et tes larmes.

Il la souleva de ses genoux aussi aisément que si elle avait été une enfant et la posa sur ses pieds. Puis il se leva et se dirigea vers la porte.

— Russell.

Il se tourna à moitié vers elle.

— J'ai oublié quelque chose ?

Elle souriait, les yeux brûlants de larmes. Elle se sentait en cet instant plus proche de Russell qu'elle ne l'avait jamais été de quelqu'un de toute sa vie.

— Oui, tu as oublié quelque chose.

— Quoi ?

— De me laisser découvrir plus tôt qui tu es.

— Je fais ce que j'ai à faire, dit-il. J'pouvais pas

agir autrement. Mais puisque tu m'en parles, il y a une autre chose que j'ai à te dire. Quoi qu'il arrive demain, tu te souviendras de ce moment. Tu te souviendras de nous, ce soir. Tu l'oublieras pas ?

— Oublier ? Je m'en souviendrai toute ma vie. Toute ma vie.

Il la regarda en silence.

— Mets autant de guimauve que tu veux dans ta bouche, mais entretiens le feu dans tes tripes.

— D'accord, dit-elle, le regardant fermer la porte derrière lui.

CHAPITRE 16

Marvella, une serviette sur les fesses pour tout vêtement, était allongée sur le ventre sur une table de massage. Ses quatre sœurs, de chaque côté de la table, la massaient. À l'autre bout de la pièce, Wallace était assis sur une chaise, les coudes sur les genoux, la tête entre les mains. Il se serait volontiers passé des quatre filles. C'étaient de splendides spécimens, venant du même pool génétique que Marvella. Elles avaient son ossature, la même capacité à développer des muscles secs, à tirer de l'entraînement des gains rapides et prodigieux. Mais il leur manquait la discipline de Marvella et son extraordinaire aptitude à se concentrer. Elles s'entraînaient dur, toutefois, venaient tous les jours à la salle, mais n'en demeuraient pas moins fantasques, imprévisibles. Elles n'écoutaient jamais, ou si elles le faisaient, se fichaient de ce qu'on pouvait leur dire. Wallace baissa un peu plus la tête, pour se boucher les oreilles. Parce que, en plus, elles étaient plus bavardes que trente-six pies.

Il avait bien mis les points sur les i, pas question de venir à Miami pour le Cosmos. Il leur en avait même donné les raisons, et ça, merde, c'était une chose qu'il ne faisait jamais avec ses élèves. Il ne fallait pas distraire Marvella ; leur sœur avait besoin de calme, besoin de se concentrer, besoin d'être seule, il le leur avait dit et répété. Qu'elles restent à Detroit et qu'elles s'entraînent, leur temps viendrait. Et non seulement elles avaient débarqué mais ne s'étaient surtout pas donné la peine de s'excuser ni rien. D'accord, elles étaient venues à leurs frais, et Marvella était leur sœur, elles lui avaient dit, comme s'il ne le savait pas, et le sang était le sang. Alors, putain, elles étaient là. Et il fallait faire avec. Et puis, peut-être que tout irait bien.

Il ôta ses mains de ses oreilles et releva la tête. Marvella était sur le dos, maintenant, la serviette drapée autour de ses hanches. Elle avait les seins nus mais ce n'étaient plus des seins, c'étaient des couches de muscles superposées et surmontées de mamelons sombres qui semblaient rester toujours rigides.

Si les sœurs n'avaient pas été là, ça aurait été lui qui l'aurait massée et le goût de sa chair lui serait monté jusqu'à la bouche. Et la serviette de toilette non plus n'aurait pas été là. La pudeur du linge, c'était pour les sœurs, pas pour lui. C'étaient elles qui avaient tenu à la couvrir. Apparemment, Marvella ne leur avait pas dit qu'il la massait nue depuis qu'elle avait quinze ans. Il n'y avait pas un centimètre carré de sa peau qu'il n'eût pétri. Et plus que ça, il avait passé un accord avec elle ; quand elle remporterait le Cosmos, elle passerait la nuit avec lui. Demain, elle se donnerait donc à lui. Il allait enfin monter et baiser ce qu'il avait construit avec tant de patience et d'acharnement. Mais ça aussi, c'était à l'eau, parce qu'il n'y avait plus une seule chambre de libre au Blue Flamingo. Plus une seule.

— Nous pouvons dormir dans la chambre de Marvella, sur des lits de camp. Ils ont bien ça, à l'hôtel, non ? elles lui avaient dit en chœur, ces pétasses.

— Ça va pas, les têtes ? il avait beuglé. La championne du monde a besoin de repos et comment elle pourrait se reposer avec quatre... quatre... grandes filles comme vous ?

Il avait envie de dire : « quatre enculées de leur mère comme vous » mais il s'était abstenu. Il croyait en leur avenir de bodybuilders et elles lui appartenaient. Et elles étaient assez dingues pour le plaquer si jamais il se laissait aller. En tout cas, c'était un risque qu'il ne voulait pas prendre.

— Vous dormirez dans ma chambre, avait-il dit.

Les quatre, ensemble :

— Ta chambre ?

— Ma chambre. Je ferai monter des lits de camp et, s'ils n'en ont pas, eh bien, vous mettrez des couvertures par terre. Il y a une autre solution, c'est que vous repreniez l'avion pour Detroit.

Elles avaient répondu par un entrechat collectif, ponctué d'une remontée des lunettes sur leur nez.

Et maintenant, de jacasser autour de Marvella, pendant qu'elles la massaient avec l'huile décontractante Rose Bud.

Marvella n'avait pas dit un mot depuis qu'elle s'était allongée sur la table. Wallace se leva de sa chaise et vint la voir. Elle avait les yeux fermés, sa respiration était profonde et régulière. Bien. Très bien.

— Mate-moi ces flingues !

— Chargés et prêts à tirer.

Toutes ensemble :

— BANG ! BANG !

— Tuées raides, les salopes.

Elles parlaient des muscles de Marvella, longs, souples, lourds et, même au repos, parfaitement définis. Une veine bleue remontait l'avant-bras et traversait le biceps pour aller se nicher sous les striures de son deltoïde. Et sa couleur ! Elle était si noire qu'elle semblait presque bleue et elle luisait comme une gemme rare extraite des profondeurs de la terre.

Laissant les quatre sœurs poursuivre leur babil, Wallace décrocha le téléphone et appela la réception.

— Ici, Wallace Wilson. (Une pause.) Wilson, le Mur, l'entraîneur de Marvella Washington. (Il écouta pendant un moment.) Ah, je préfère entendre ça. J'ai besoin d'un service. Je voudrais que vous montiez dans ma chambre quatre lits de camp. (Nouvelle pause.) Ça vous regarde pas ce que je vais en faire. Contentez-vous de les apporter. Où vous allez les trouver ? Mais j'en ai rien à taper. C'est votre problème. (Pause.) Quand ? C'était pour hier ! Écoutez, je veux trouver ces lits dans ma chambre tout à l'heure, sinon je descendrai vous dire deux mots, Julian, et croyez-moi : si vous avez jamais parlé à un Mur, c'est le Mur qui va vous causer.

Sur ce, il raccrocha et se tourna vers Marvella et les quatre frangines.

— Mur, t'es méchant, tu sais, susurra Vanella.

La salope, elle se fichait de lui. Il laissa glisser. Il y avait des choses plus importantes sur le feu et il sentait qu'il n'était pas au bout de ses peines.

— Et si on voulait pas dormir dans ta chambre ? dit Jabella.

— Alors allez dormir sur un banc dans un jardin

public. Je vous ai pas demandé de venir. Ou cherchez un autre hôtel. Il doit bien rester une chambre libre quelque part.

— On reste où Marvella reste, c'est le ying et le yang, dit Starvella, sans cesser de masser Marvella.

— Le quoi ? demanda Wallace.

— Le ying et le yang.

— Seigneur Dieu.

— On a pas parlé de Notre Seigneur Jésus-Christ. On a parlé du ying et du yang.

C'était Jabella, une vraie grenouille de bénitier. Elle remporterait le titre mondial un jour, si elle ne finissait pas avant dans un couvent.

— Arrêtez de jacasser et sortez d'ici. Tenez, voici la clé de ma chambre.

Il tendit la clé à Jabella, qui était la plus sérieuse des quatre, ce qui ne voulait pas dire qu'il pouvait avoir entière confiance en elle, mais il fallait bien qu'il donnât la clé à l'une d'elles.

— Le temps d'arriver là-bas, vos lits de camp seront déjà là.

— On n'a pas fini, dit Vanella.

— Vous avez fini.

— Ta mère ! dit Vanella. On est pas au Black Magic, ici. On est loin de la maison.

— Et vous allez y rester, loin de la maison, et vous reverrez jamais le Black Magic, si vous bougez pas vos culs d'ici. C'est ça que vous voulez ?

— Tu sais bien que non.

— Putain, vous vous tirez, oui ou non ?

Vanella regarda sa sœur, dont les yeux étaient toujours fermés.

— Faut qu'on dise bonsoir et qu'on souhaite bonne chance à notre sœur.

— Elle a pas besoin de bonsoir et sa chance, c'est ses muscles. Elle a besoin de repos, elle a besoin de paix, elle a besoin de calme. Alors, vous allez sortir de cette chambre, et sans claquer la porte.

— Ta mère, deux fois ! dit Vanella en sortant, suivie des trois autres sœurs.

Wallace s'approcha de Marvella.

— Championne, dit-il doucement.

Le seul mouvement était celui de sa cage thoracique se soulevant et s'abaissant avec régularité. Il posa sa main sur son front. Elle battit des paupières et rouvrit les yeux. Elle s'était endormie. Elle lui sourit comme si elle venait de faire le plus beau des rêves.

— Tu sais à quoi j'ai rêvé ?

— Je crois le savoir.

— J'ai rêvé que je gagnais.

— C'est pas un rêve, ça, c'est la réalité.

— J'ai rêvé que j'étais Miss Cosmos.

— Ne lâche pas ce rêve.

— Aucun risque que je le lâche.

— Comment te sens-tu ?

— Je me sens bien. Vraiment très bien.

Il posa lentement sa main sur le relief musculeux des fesses.

— C'est vrai que tu te sens bien.

Elle tourna la tête vers lui, les yeux brillants.

— Et demain soir, je me sentirai encore mieux.

— Oui.

— Demain soir, c'est toi qui te sentiras mieux, dit-elle avec un sourire timide et légèrement moqueur.

— Ouais, j'serai le premier à coucher avec la plus belle des plus belles, dit-il.

— Le seul homme, dit-elle. Toi. Parce qu'il y a une seule femme comme moi.

— Toi.
— Et je suis là.
— Tu le crois ?
— Je le crois.

Sa main se promenait, touchant, s'attardant sur les parties les plus secrètes de son corps.

— Pourquoi le crois-tu, femme ?

— Parce que je crois en toi. Tu as fait de moi quelqu'un d'unique. Toi, et personne d'autre. Tu as pris une petite fille noire, une petite fille noire de rien du tout, et tu en as fait une femme que toutes les femmes aimeraient être. Mais elles peuvent pas l'être, parce qu'il y en a qu'une comme moi, et c'est toi qui m'as fait comme je suis.

Il tenait entre son pouce et l'index l'un des mamelons et le tiraillait doucement d'un côté et de l'autre.

— Pourquoi tu me prends pas maintenant ?

Il ne l'avait pas entendue. Ses doigts écoutaient la dureté de ces incroyables boutons entourés d'aéroles brunes.

— Quoi ?
— Me prendre ? Maintenant.
— Maintenant ?
— Ce soir ou demain, je serai la même.
— Non.
— Bien sûr que si.

— C'est pas ce que je veux dire, dit-il, incapable d'ôter ses doigts de ses mamelons.

— Et qu'est-ce que tu veux dire ?
— C'est pas l'accord qu'on a passé.

— On a dit qu'on le ferait quand je serai la seule, l'unique.

— Oui, ma belle, mais t'es pas encore la seule, l'unique. Je te prendrais ton énergie si je te faisais l'amour maintenant, avant que tu sois consacrée. Ça nous porterait pas chance, tu comprends ?

— Je comprends, dit-elle. Mais arrête de me toucher *là*. Je suis rien que de la chair et du sang. Et ma chair et mon sang peuvent pas tenir plus longtemps, accord ou pas.

— Très bien, garde tes forces pour demain et fais monter la vapeur. Tu m'entends ? Fais monter la vapeur.

— Je t'entends, et s'ils ont jamais vu la vapeur monter, ils vont la voir, ils vont voir la vapeur de Marvella Washington monter jusqu'au ciel.

— C'est ça, championne, fais monter.

— Je les ferai toutes tomber et elles me supplieront de lever la pression que je leur aurai mise dessus.

Il fit un signe de tête en direction de la salle de bains.

— D'accord, et maintenant, va te mouiller.

Elle lui sourit de nouveau, espiègle et timide à la fois.

— Je suis déjà toute mouillée, patron, toute mouillée jusqu'aux genoux.

Il sourit et lui tapota la croupe.

— Dis plus de bêtises et va prendre une douche. Tu vas bien dormir. Quand tu monteras sur le ring demain, je veux que tu danses comme une flamme noire. Et maintenant, je te laisse, faut que j'aille mettre au lit ta foutue bande de sœurs.

Au moment où il refermait la porte derrière lui, il entendit la voix de Marvella qui lui disait :

— Et garde ta queue dans ton pantalon, ce soir, espèce d'enfoiré !

À l'approche de sa chambre, Wallace entendit le

vacarme d'un ghetto-blaster qui ne pouvait appartenir qu'à Vanella. James Brown ébranlait les murs à brailler : « J'connais pas le karaté mais j'connais le karasoir. » Wallace ouvrit la porte et vit Vanella assise les jambes croisées sur son lit, occupée à se vernir les ongles des pieds. Le ghetto-blaster était sur le lit à côté d'elle et elle ne portait rien d'autre qu'un soutien-gorge et un string dont la couleur noire faisait ressortir la clarté de sa peau.

— Arrête cette putain de musique, dit Wallace, et mets-toi quelque chose dessus.

Elle porta une main fine derrière son oreille.

— Tu dis ?

Wallace se pencha par-dessus le lit et éteignit le blaster.

— Qu'est-ce qui te prend ? dit Vanella, le sourcil insolent et la voix assortie.

— C'est ma chambre, voilà ce qui me prend. Et habille-toi.

— Pour me déshabiller une minute après ? J'attends de prendre ma douche. Et puis on sait toutes que t'es un fourreur de première. Alors, je t'attendais pour que tu me la mettes profond.

— Je devrais te foutre en travers de mes genoux et te donner la fessée.

— Si tu fais ça, tu sais bien que ça va te faire jouir.

— Ferme ta bouche. Je veux plus entendre cette merde. Un mot de plus, et tu dors dans le couloir. Où sont tes sœurs ?

— Elles se refont une beauté.

Wallace sentit monter en lui une rage sourde. S'il avait pu, il aurait enfermé ces quatre salopes dans un placard jusqu'à la fin de la compétition. Il avait même réellement pensé le faire. Il répéta sa question : où étaient ses sœurs ?

— Tu deviens sourd ou quoi ? Je te l'ai dit.

— Elles se refont une beauté, hein ?

— C'est bien ce que j'ai dit.

— Et ça veut dire quoi ?

— Ça veut dire qu'elles se coiffent et qu'elles se maquillent because, ce soir, on va guincher.

— Compte là-dessus.

— Là-dessus et sur d'autres choses. Pigé ?

Et de tendre la main pour rallumer le blaster.

Wallace s'empara de l'engin, un énorme truc de soixante centimètres de long sur trente de large, l'éleva le plus haut qu'il put au-dessus de lui et le laissa choir. Craquement sec et douloureux, crépitement de parasites, puis silence.

Vanella suspendit son pinceau à un centimètre de l'ongle qu'elle s'apprêtait à vernir, regarda sans broncher l'appareil éventré et appliqua le vernis. Elle avait glissé du coton entre ses orteils pour les tenir écartés et, sereine, elle examina son œuvre, la tête légèrement inclinée. Puis, sans lever les yeux vers Wallace, elle dit :

— C'est quatre cents dollars que tu viens de jeter aux chiottes.

— Fillette, quatre cents dollars, ça couvrira pas le millionième de ce que toi, tu auras foutu aux chiottes si tu déconnes avec Marvella. On est pas ici pour faire joujou. On est là pour le fric, petite, et le fric, c'est sérieux comme la mort. Et tu ferais bien de commencer à m'écouter.

On frappa à la porte et Vanella bondit du lit pour aller ouvrir en string et soutien-gorge large comme un ruban. Le jeune Cubain qui se tenait dans le couloir fit un pas en arrière avec un cri de stupeur hispanique. Il y avait trois autres Cubains derrière lui, tous portant un lit pliant.

Wallace écarta Vanella de la porte et dit :

— Entrez et posez-les n'importe où.

Les Cubains firent de leur mieux pour ne pas regarder Vanella, mais c'était trop demander à un homme et il s'ensuivit tant de trébuchements et bousculades que Wallace, voyant qu'ils ne parviendraient jamais à déplier les lits sans y laisser un doigt ou un œil, empoigna celui qui semblait être le chef, lui plaqua un billet de dix dollars dans la paume et le pria de filer.

— Allez, dehors, foutez-moi le camp d'ici.

Ils s'en furent à reculons hors de la chambre, pupilles dilatées, braquées sur l'incroyable fille blanche plus nue que si elle était nue, et qui n'était même pas une Blanche.

Quand la porte se fut refermée sur le dernier regard halluciné, Vanella se tourna vers Wallace.

— Pauvres garçons ! Quelle tête de nœud tu fais, Wallace. Ils faisaient rien que se rincer l'œil. Où est le mal ?

— Si tu sais pas où est le mal, je vais pas te le dire. On se balade pas à poil devant les hommes.

— Je suis pas à poil.

— C'est pire que ça, et si t'étais pas encore un bébé, tu le saurais.

— Marvella sera encore moins vêtue que moi demain soir devant tout le monde et les caméras de la télé.

— Le public et la télé, c'est pas pareil.

— Faudrait que tu m'expliques ça, dit-elle.

Elle se moquait de lui de nouveau et il le savait.

— Écoute, tout ce que j'ai à te dire, c'est d'enfiler quelque chose de décent pour dormir, parce que tu iras pas plus loin que ton lit, ce soir.

— Je m'habille pas pour dormir, Wallace. Je dors toute nue.

— C'est parfait. Et quand la lumière sera éteinte, tu pourras faire tout ce que tu voudras dans ton pieu.

— Tu vois qu'on pense la même chose, toi et moi.

— Doux Jésus ! s'écria Wallace en voyant sortir de la salle de bains les trois autres sœurs complètement nues et marchant vers lui, côte à côte.

Et le Mur pensa : putain, me voilà, moi, le Mur, au milieu de quatre chattes, avec une trique à casser des briques et j'peux rien faire d'autre que de tenir bon la rampe et d'attendre des jours meilleurs. Je me suis peut-être déjà trouvé dans des situations plus merdiques, mais je me rappelle pas quand.

CHAPITRE 17

La pesée des concurrents avait lieu à neuf heures du matin dans la grande salle des congrès du Blue Flamingo, les femmes d'un côté, les hommes de l'autre. Dans les deux camps, bandaisons musculaires et intimidations diverses étaient de rigueur, en même temps qu'une feinte indifférence aux voisins et voisines, tous et toutes impatients d'exhiber ce qu'ils avaient apporté. *Hé, visez un peu ce que vous devrez battre, enfoirés. Vous n'avez aucune chance. Au mieux, vous vous chamaillerez pour la deuxième place.*

Durant les deux ou trois journées précédentes, l'ambiance avait été plutôt aux coups de coude complices et aux pincements de fesses amicaux. Terminé, tout ça. Des deux côtés régnait un silence religieux, que brisait seul l'appel du nom de celui ou de celle invitée à monter sur l'énorme balance Toledo au cadran de verre rond comme la lune et aux grands chiffres noirs sur lesquels l'aiguille rouge venait s'arrêter en oscillant.

Dans le camp des femmes, Russell et Wallace se regardaient en chiens de faïence. Toutes ces dames étaient en bikini et soutien-gorge de posing, autrement dit trois bouts de tissu guère plus gros que des confettis, et encore le bikini disparaissait-il entre les deux ballons fessiers. Toutes avaient un regard vitreux, comme si elles avaient passé la nuit à bouffer des amphétamines.

Shereel Dupont se tenait à côté de Russell. La moitié du visage mangée par ses lunettes noires, drapée dans un ample peignoir de soie qui lui tombait jusqu'aux chevilles et ne laissait rien voir de son anatomie, elle restait plus immobile qu'une statue au milieu des gesticulations ambiantes, flexions, gonflements et signes extérieurs de richesse musculaire dont faisaient étalage ses rivales. Toutes, cependant, savaient qui elle était et ce que cachaient les plis soyeux de son peignoir. Elles le connaissaient même parfaitement, ce corps sous sa housse, et jouaient la carte du flegme tout en évitant de la regarder comme l'oiseau évite de regarder le serpent.

Marvella n'avait pas encore fait son apparition et, cela aussi, c'était voulu. Wallace ne voulait pas qu'elle se contente de se présenter à la pesée comme tout le monde, non, il voulait qu'elle fasse une grande entrée. Les femmes étaient pesées par catégories. Les poids légers, cinquante-deux kilos et en dessous, montaient les premières sur la balance, leur poids était noté et on leur remettait un macaron en plastique marqué d'un numéro qu'elles accrocheraient à gauche de leur maillot et qu'elles ne quitteraient plus jusqu'à la fin de la compétition. Venait ensuite la catégorie de Shereel, celle des poids moyens, comprise entre plus de cinquante-deux et cinquante-six. Enfin suivaient les poids lourds, auxquels appartenait Marvella : entre cinquante-six et le poids que la championne avait envie de peser.

On appela le nom de Shereel et elle s'en fut d'un pas félin vers la balance. Personne ne lui demanda d'enlever son peignoir, car celui-ci était devenu son image de marque — ou plutôt celle de Russell — et elle ne l'enlevait jamais. Quand elle monta sur la Toledo, les masques d'indifférence tombèrent. Tous les regards, y compris celui de Wallace, suivirent l'aiguille qui monta lentement pour s'arrêter net sur cinquante-six. La parfaite poids moyen. C'était presque magique. Nombre de ses adversaires l'avaient déjà vue à la pesée à travers le pays et elle n'avait jamais varié d'un gramme. Nantie de son macaron, elle rejoignit Russell, qui souriait malicieusement à Wallace. Le Mur semblait tirer une gueule d'enterrement.

Russell pensa que c'était la pesée parfaite de Shereel qui en était la cause, mais il se trompait. Wallace avait passé une longue et sombre nuit, à se retenir le braquemart en écoutant les souffles des quatre beautés dormant autour de lui et à rêver de Donald Trump. Pas de Donald Trump lui-même mais de tout ce qu'il avait acquis. « Acquisitions ». Wallace avait appris le mot il y a peu de temps, quand il avait commencé à se passionner pour le milliardaire. Avoir des biens, c'était bien. En avoir encore plus, c'était mieux. C'était américain. Et Wallace se comptait parmi les patriotes. Aussi, toute la nuit durant, écoutant les soupirs et les gémissements et le froissement des draps sur les corps se retournant dans leurs petits lits, Wallace avait-il, à défaut des quatre endormies, chevauché son rêve. Il avait là, à portée de main (et de bite) cinq championnes — et du monde, par-dessus le marché. Il estimait que Marvella gagnerait quatre, cinq, peut-être même six fois, le Cosmos, et puis ses sœurs suivraient par ordre d'âge : d'abord Starvella, puis Jabella, suivie de Shavella et, enfin, celle que personne ne pourrait vaincre, celle que seul le poids des ans détrônerait... Vanella.

Mais avant que la plus blanche des beautés noires devînt la championne du monde, des gymnases Black Magic auraient fleuri dans tout le pays et il y aurait des produits diététiques Black Magic, et une marque de vêtements Black Magic, des fringues pour la gym mais aussi pour la rue, et des chaussures Black Magic et des... la liste n'avait pas de fin.

Et pendant ce temps, avait pensé Wallace tout au long de sa veille nocturne, lui, Wallace Wilson, dit le Mur, qui n'avait jamais pu remporter le titre mondial, aurait remporté à la place ce putain de monde lui-même. Il voulait un yacht comme celui de Donald, un long de soixante-cinq mètres avec deux cent vingt deux téléphones à bord. Il avait lu ça quelque part, c'était peut-être pas le nombre exact mais ça devait s'en approcher. L'article disait qu'il y avait un téléphone tous les trente centimètres sur toute la longueur du bateau. C'était de l'acquisition, ça ? C'était américain ? C'était quoi ?

Et pendant tout le temps où Shereel avait passé la pesée, les acquisitions avaient défilé dans la tête de Wallace : Mercedes, tapis persans, grands hôtels d'Europe, un cuisinier personnel, un pilote personnel pour son avion personnel, du personnel, rien que du personnel, partout.

Il n'avait pas vraiment envie de sourire mais il sourit quand même : merde, il la possédait, la marchandise avec laquelle il allait avoir tout ça, et plus que ça.

Tout à sa rêverie, il avait oublié Russell et, levant la tête, il fut surpris de voir celui-ci lui sourire de ce sourire triomphant j'peux-pas-perdre-et-tu-le-sais.

Un sourire qui disparut aussitôt qu'il était apparu. Les Turnipseed — au grand complet — venaient d'entrer et la plus grosse des deux grosses (la mère, supposa Wallace) étreignait Russell d'une accolade d'ursidé, comme si elle avait l'intention de le terrasser.

— On était là-haut pour voir Moteur, cria-t-elle assez fort pour que Wallace, qui se trouvait pourtant loin d'eux, pût l'entendre. Vous l'avez vu ? Vous avez vu ça ? Et faudrait que vous le voyiez nu. Il s'est rasé, voilà ce qu'il a fait, ajouta-t-elle, toujours à tue-tête en empoignant Moteur par l'épaule pour le pousser en avant.

Moteur rougissait. Russell aussi.

— J'peux faire le crabe maintenant que j'ai plus de poils, dit Moteur, torturant la moquette de la pointe de sa botte.

— Bon dieu, je le reconnaissais plus quand j'l'ai vu, dit Earnestine.

— Doit peser trois kilos de moins, sans son poil, dit Turner.

— Trois kilos de moins ou pas, j'dirais que c'est un plus, dit Fonse, allumant une nouvelle Camel au mégot de la précédente. Tu as fini de te faire peser ? demanda-t-il à Shereel, qui n'avait pas bougé d'un poil à leur entrée.

— Oui, m'sieur, dit-elle, et ça s'est bien passé.

— J'en doutais pas, ma fille.

— Où est Clou ? demanda Shereel.

— Il est avec Billy, qui doit se faire peser, lui aussi, dit Earnestine. Earline a demandé à Clou de venir avec elle pour calmer Billy. J'sais pas ce qu'il a, mais on dirait qu'il a déjà gagné tout ce qu'il y a à gagner. Il est déchaîné, alors Earline a dit à Clou de voir s'il pouvait pas le calmer un peu.

— Oh, Clou le calmera, dit Turner. Il peut même le calmer tellement que Billy se relèvera plus jamais.

— Parle donc pas comme ça, dit Earnestine. Clou est un bon garçon.

— Ouais, il est bon à pas mal de choses mais y en a aucune que j'aimerais qu'il essaie sur moi, dit Turner. Si jamais il me venait la danse de Saint-Guy, j'te demanderais comme un service personnel de pas charger Clou de me calmer.

Earnestine ouvrit la bouche pour répliquer à son fils, mais l'homme assis à une petite table à côté de l'énorme balance Toledo appela « Marvella Washington ». Et, comme par magie, les deux battants de la grande porte d'entrée donnant dans la salle des congrès s'ouvrirent et Marvella entra, regardant droit devant elle, un bikini de soie jaune aussi petit qu'un canari pour tout vêtement. À un pas derrière elle, ses sœurs la flanquaient de chaque côté, vêtues de collants de la même couleur, si serrés que quiconque le voulait — et qui ne le voulait pas ? — pouvait voir la broussaille noire de leurs pubis sous la mince pellicule de tissu.

— C'est pas des femmes, c'est des géantes, dit Fonse.

— C'est rien que des maousses qu'il y a ici, dit Turner.

— Ça doit vous remplir le plumard, ça, dit Fonse.

— Suffit avec tes géantes et tes plumards, espèce de vieux bouc, dit Earnestine.

Marvella, le regard toujours fixé sur l'horizon,

marcha droit sur la Toledo, monta dessus. Soixante-dix kilos, annonça le crieur. Elle prit son macaron et s'en fut comme elle était venue, même regard droit devant, donnant l'impression de mépriser tout le monde, ce qui était précisément l'effet recherché. Ses quatre sœurs, un pas derrière elle et de chaque côté d'elle, suivirent. Dans leurs dos, noires sur le jaune du collant, de grandes lettres :

GYMNASE BLACK MAGIC
DETROIT, MICHIGAN
VILLE NATALE DE LA CHAMPIONNE
MARVELLA WASHINGTON

Le sourire que Wallace adressait maintenant à Russell valait son pesant de malice. Russell avait pris un masque détaché mais, en son for intérieur, il s'avouait impressionné. Marvella n'était pas seulement imposante, elle était aussi belle comme un miracle.

Fonse, qui se curait les dents avec une allumette, dit :

— Soixante-dix kilos, mon cul. Cette balance marche pas ou le type qui lit est miro. Si ce morceau fait pas quatre-vingt-dix kilos, la merde pue pas.

Earnestine lui décocha un regard noir.

— Fonse, j'vais pas te le redire cent fois. On est chez des étrangers ici et j'veux pas qu'ils nous prennent pour des malappris.

— Y a pas de risque, dit Fonse. Mais cette fille, elle est pas loin des cent kilos.

— J'aimerais bien la voir faire le crabe, dit Moteur, se grattant furieusement la fesse gauche.

Il se grattait depuis l'aurore, binant à pleines

mains sa peau fraîchement rasée. Il avait envie de se plonger dans une baignoire remplie d'after-shave mais, n'empêche, c'était au poil d'être sans poil comme tout le monde.

Sa mère, le regardant de biais, trouva que sa veste lui tombait bizarrement aux épaules, comme si on avait enlevé la bourre des épaulettes et, à sa grande surprise, elle regrettait de ne pas voir dépasser du col la familière queue de renard. Toute sa vie, elle avait souhaité qu'il ne fût point pileusement affligé comme il l'était et voilà que maintenant elle regrettait la disparition de son pelage. Il faudrait qu'elle lui en parle, de se laisser repousser la moquette, et elle avait déjà trouvé un bon argument : un homme ne pouvait se lever tous les matins et se raser entièrement. Qu'on pense à la quantité de crème à raser et de rasoirs qu'il faudrait pour ce faire. Et parce qu'elle avait détesté tant de poils et avait eu le plus grand mal à considérer Moteur comme la chair de sa chair à cause de ces mêmes poils, elle l'empoigna de nouveau et le serra à l'étouffer contre son énorme poitrine puis, l'écartant et le tenant par les épaules, elle lui dit :

— T'es le plus gentil garçon qu'une maman ait jamais eu.

— J'savais que t'aimerais sans tous ces poils, dit-il.

— Ma foi, ça te change.

— C'est ce que j'disais.

— Mais y a toujours plusieurs façons de voir les choses, tu sais, et c'est naturel chez l'homme, d'avoir des poils.

— Mais pas autant que j'en avais, dit-il, se grattant une aisselle après l'autre car, dans sa frénésie, il s'était également rasé sous les bras.

— On en reparlera, dit-elle.

Il lui faisait penser à un chien infesté de puces, à se gratter comme ça, mais il restait quand même son fils, se dit-elle, chien qui se gratte ou pas.

— Voilà Billy, dit Shereel.

Billy Bat arrivait vers eux en tenant Earline par la main, elle souriante et chaloupante, et, derrière eux, Clou suivait, les narines pincées comme s'il traversait quelque zone méphitique.

Billy lâcha la main d'Earline pour échanger avec Shereel une poignée de main musclée, pouces entrecroisés, façon lutteur.

— On est sur la pente, maintenant, Billy, dit Shereel. On a plus qu'à se laisser glisser.

Billy souriait avec une béatitude qui frisait le crétinisme heureux.

— Bof, pente, côte, j'm'en fiche, dit-il.

Qu'un bodybuilder parlât ainsi à quelques heures du prejudging relevait en effet du crétinisme. Clou avait sorti son couteau pour se nettoyer les ongles mais, à la manière dont il le tenait, il avait plutôt l'air de l'avoir tiré pour trancher la gorge du premier trou du cul échu sur son chemin. Shereel s'approcha de lui et posa une main sur son bras.

— Comment ça va ?

— Comme d'hab'.

— C'est-à-dire ?

— Comme de la merde.

— Clou, tu pourrais pas prendre les choses du bon côté, pour une fois ? Le grand jour est arrivé. Une journée que tous ceux qui sont ici attendent depuis si longtemps. Tu m'inquiètes quand je te vois comme ça.

— T'inquiète pas pour moi, dit-il, se rabotant un

ongle de sa lame tranchante comme un rasoir. Inquiète-toi plutôt pour les autres.

— C'est bien ce que je voulais dire.

Clou se racla la gorge et cracha par terre. Shereel suivit l'arc du glaviot qui s'écrasa sur le parquet ciré de la salle des congrès, mais se garda de tout commentaire. Clou referma son couteau, le remit dans son étui et, pour la première fois depuis qu'elle s'était approchée de lui, la regarda en face. Ses yeux avaient ce regard décentré et fou qu'elle avait appris à craindre ; le regard qu'il avait rapporté du Viêtnam.

Mais quand il parla, sa voix était calme, tranquille, presque un chuchotement, ce qui effraya davantage Shereel.

— J'aurais jamais pensé que j'vivrais jusqu'ici pour voir ça. Des hommes adultes dans des collants de gonzesse, ou ce qui devrait être des collants de gonzesse, mais bien sûr ils disent que c'en est pas, alignés en rang d'oignons pour monter sur une balance et s'accrocher un numéro sur les couilles. Et j'en ai pas vu un seul qu'ait pas l'air malade, avec leurs joues creuses, leurs yeux enfoncés, et des corps qu'on dirait gonflés comme des ballons, prêts à leur péter à la gueule. Je sais pas ce qu'un gonze peut faire dans la vie avec un corps pareil, mais je sais ce qu'Hitler aurait fait. Il les aurait pris et les aurait gazés. J'dis pas que c'est bien mais c'est sûr qu'il les aurait gazés.

Shereel allait lui répondre, lui dire quelque chose susceptible d'apaiser un peu cette folie, mais la voix tonitruante de Billy, une voix qu'elle ne lui connaissait pas, l'arrêta net.

— M'sieur Alphonse, j'suis venu vous demander la main de votre fille en mariage.

Tous les regards se tournèrent vers Alphonse, qui abaissa le sien sur le bout rougeoyant de sa Camel. Il la considéra longtemps, sa cigarette, avant de relever les yeux, repousser en arrière son couvre-chef de son pouce et de dire :

— C'est ça que t'es venu dire ?

— Oui, m'sieur Alphonse.

Fonse examina de nouveau sa Camel mais moins longtemps, cette fois. Earnestine, dont le teint avait viré au gris, semblait près de s'évanouir.

— Laquelle tu demandes en mariage ? demanda Fonse.

— Euh... Earline, bien sûr.

— Oui, dit Fonse.

— Quoi ? s'écria Billy, qui s'attendait à une réponse plus longue, plus appropriée à la solennité de la circonstance qu'une simple affirmation.

Et Fonse de répéter :

— Oui.

Earnestine se jeta bras ouverts sur Earline, choc de grosses arrosé de larmes et de petits cris de joie.

— Alors, ça, si ça me fout pas le cul par terre ! s'exclama Turner en se tournant vers Billy. Faire toute cette route du diable pour tomber sur toi, beau-frère.

Et de se saisir de la main de Billy pour la secouer à la détacher.

Fonse, allumant une autre Camel :

— J'crois pas qu'y en ait jamais eu un comme toi dans la famille, Billy, dit-il en lui tendant la main. Mais, merde, tout le monde a le droit de ressembler à quelque chose dans la vie.

Quand Earline se fut dépêtrée de l'étreinte maternelle, elle vit Shereel s'approcher d'elle et l'embrasser.

— Ce soir, quand tout sera fini, nous fêterons ça, dit Shereel. Pour l'instant, y a pas grand-chose que j'puisse faire. Je suis très heureuse pour toi mais j'ai une compétition qui m'attend.

— Une compétition à gagner, dit Russell, donnant à Earline une vigoureuse accolade en ayant l'impression de s'enfoncer dans trente centimètres de saindoux.

Russell ne pouvait s'empêcher de se demander comment Billy et elle faisaient pour... pour s'unir. Comment Billy arrivait-il à trouver l'entrée dans pareil monument de chair ? Il se dit qu'il ne le saurait jamais. Ce n'était pas le genre de question qu'on pouvait poser à brûle-pourpoint à un homme.

Moteur était tout simplement trop ébahi pour parler. Il en oubliait même de se gratter et contemplait sa sœur et Billy. Billy n'était pas le plus bel homme qu'il eût jamais vu mais c'était un homme. Un peu court sur pattes, mais homme néanmoins. Et il ne pouvait comprendre comment sa sœur avait réussi son coup. De toute sa vie, Earline n'avait jamais eu qu'un seul soupirant du nom de Franklin Funckwell, surnommé Petit Funck, pour le distinguer de son père, Grand Funck. Les becs-de-lièvre se transmettaient de père en fils. Grand Funck en avait un et tous ses fils — au nombre de six — en avaient. Mais aucun ne pouvait rivaliser avec Petit Funck, question bec. On aurait dit qu'il s'était pris un coup de hache sur la bouche. Et Moteur — non par malice mais par pure curiosité — avait demandé un jour à Earline, de retour de son premier rendez-vous avec Petit Funck, quelle impression elle avait eue en embrassant le plus beau bec-de-lièvre de la famille Funckwell. Earline avait éclaté en sanglots, le sujet n'avait plus jamais été abordé et ce premier rendez-vous avait été le dernier.

— Alors, Moteur, tu souhaites pas la bienvenue dans la famille à Billy, maintenant qu'il est comme qui dirait un frère et parent de sang ? dit Fonse.

— Bien sûr que je lui souhaite, dit Moteur.

Il en serra cinq à Billy puis se tourna vers sa sœur pour l'embrasser, et elle lui siffla à l'oreille :

— Il a pas une jolie bouche, celui-là, espèce de mouche à merde ?

Moteur en recula de stupeur plus sûrement que si elle l'avait savaté bas.

— Fais donc pas cette tête, Moteur, dit Fonse. C'est dans la nature des choses qu'une sœur se marie, Dieu merci.

— Comment ça, Dieu merci ? se récria Earnestine, les poings sur les hanches.

— Rien de plus que c'que j'dis, Dieu merci, dit Fonse. J'crois bien que ce voyage t'a gâté le tempérament et j'crois aussi qu'il est temps, pour nous, les hommes, qu'on boive un p'tit coup pour fêter ça.

— T'as jamais bu un p'tit coup, comme tu dis, de ta vie et tu sais c'que j'en pense, dit Earnestine.

Fonse regarda Billy.

— Si tu le sais pas encore, fils, je vais te le dire. Dans la vie, y a deux sortes de gens : nous qu'on veut boire un coup et ceux qui veulent pas qu'on boive un coup. Mais c'est la première de mes jeunes à s'en aller et nouer les liens du mariage et ça s'arrose.

— Alors, va et grand bien te fasse, dit Earnestine. Mais reviens pas soûl devant tous ces étrangers et ces touristes, parce que si tu fais ça, tu pourras dormir par terre, mais tu te mettras pas dans le lit avec moi.

Fonse allait répliquer mais Shereel le prit par le bras.

— Laisse tomber, p'pa, pour l'amour du Ciel, j'ai déjà assez de problèmes comme ça.

— Elle a raison, Earnestine, dit Fonse. Ça la fout mal de discutailler de la sorte juste au moment où elle va devenir quelqu'un.

— Je demande pas mieux que de me taire, dit Earnestine. Mais tu sais ce que j'pense.

— Dieu est témoin, si je le sais pas, dit Fonse.

— Bon dieu, il recommence, grogna Earnestine.

Billy s'interposa entre eux deux.

— J'peux pas boire moi-même, bien sûr, mais le bar de l'hôtel est juste avant la réception.

— Faut que tu le saches tout de suite, Billy, dit Earline. J'suis comme m'ma. Des lèvres qui ont touché à l'alcool toucheront jamais les miennes.

— Chérie, j'ai jamais bu un verre d'alcool de ma vie, dit Billy.

— Putain, tu parles d'une déprime, dit Clou.

— Mais, dit Billy, ça veut pas dire que je serais pas fier d'aller au bar avec vous tous.

— Au bar, mon cul — excusez-moi, m'dame Earnestine — mais j'ai déjà vu ce bar, dit Clou, et il ressemble à tous les autres bars que j'ai déjà vus, rien que du verre et du plastique. J'préfère encore boire mon whiskey dans un drugstore. Et puis, pourquoi aller au bar, quand j'ai deux bouteilles de Black Jack sous le siège de mon pick-up.

— J'dirais que ce whiskey doit être trop chaud, dit Billy. Doit bien faire quarante degrés à l'ombre dehors.

Fonse renifla, ajusta ses valseuses et cracha par terre sans enlever la Camel de sa bouche.

— Billy, le whiskey doit être à la température de ton ventre si tu veux qu'il te saute dans le sang. La glace fait rien que retarder la chose. J'dirais que le whiskey de Clou est juste à point pour le gosier.

Il se tut pour enlever la cigarette de sa bouche et l'examiner.

— Et puis, autre chose, fils. Maintenant que t'es entré dans la famille, faudrait peut-être faire quelque chose pour ton surnom. Les chauves-souris ont jamais sucé le sang d'un Turnipseed.

Shereel, qui se balançait d'une jambe sur l'autre pour se décontracter, dit à la ronde :

— Bon, vous réglerez ça sans moi, je monte me reposer dans ma chambre en attendant le prejudging. J'ai besoin d'être seule.

— Je passerai te prendre une heure avant le show, dit Russell. On va leur montrer ce que c'est, une vraie championne. Mais je peux rester avec toi si tu veux.

— Non, je préfère être seule.

— Je te ferai monter quelques quartiers d'oranges et de pommes, dit Russell. Pas plus d'un quartier toutes les demi-heures. Et pas d'eau.

— Putain, je sais quoi faire, dit Shereel.

— Dorothy ! glapit Earnestine.

Shereel regarda sa mère sans ciller.

— J'suis désolée, mais Dorothy est morte. L'heure de Shereel est arrivée.

— J'comprends pas, dit Earnestine, mais t'es toujours ma petite fille et j't'aime.

— Je sais, dit Shereel.

— On t'aime tous, chérie, dit Fonse.

— On va leur en mettre plein la gueule, championne, dit Russell. Y en a pas une qui peut te battre.

Shereel considéra un instant Russell comme si elle allait lui dire quelque chose, mais elle n'en fit rien. Puis, sans dire un mot à personne, elle tourna les talons et s'en alla.

— J'aimerais bien faire quelque chose pour elle, dit Earnestine.

— Moi aussi, dit Earline. C'est pas juste, ça, qu'elle reste toute seule dans un moment comme ça.

— C'est sa manière, dit Russell. C'est ce qu'elle veut. Elle va monter là-haut, tirer les rideaux, se mettre un linge mouillé sur les yeux et remplir son cœur de haine.

— Dieu du Ciel, c'est pas une chose à dire, dit Earnestine.

— Y a pas d'autre façon de faire, dit Russell.

Clou, qui avait sorti sa lame et en testait la pointe contre son pouce, dit :

— C'est un peu comme aller à la guerre, hein ?

— Vous croyez pas si bien dire, repartit Russell.

CHAPITRE 18

Les coulisses de l'immense salle des congrès n'étaient plus qu'un tourbillon de couleurs, de mouvement, dominé par un brouhaha où se mêlaient toutes les langues de la terre. Les concurrents, hommes et femmes, en bikinis de toutes les couleurs, s'échauffaient et enduisaient d'huile le relief musculeux de leurs corps, pour leur donner le brillant qui accrocherait le mieux la lumière quand ils entreraient en scène. Leurs entraîneurs étaient avec eux, ainsi que les envoyés et les photographes d'une trentaine de magazines de bodybuilding et de mise en forme. Leurs proches, assez privilégiés pour accéder aux coulisses, circulaient sous la mitraille des flashes et parmi les bodybuilders suant et soufflant dans l'air moite, car l'air conditionné était éteint en coulisses, pour permettre un échauffement plus rapide à base de répétitions rythmées avec des haltères légers qui, malgré tout, résonnaient bruyamment en retombant au sol.

Clou, Alphonse, Moteur et Turner se tenaient en bordure de la scène, à un bout du grand rideau de velours rouge. De temps à autre, Turner jetait un coup d'œil au coin du rideau, où la rumeur du public impatient venait se briser comme une vague. Moteur avait déboutonné sa chemise jusqu'au nombril, et son regard faisait la navette entre les corps bronzés et glabres des bodybuilders et son ventre également rasé mais d'une blancheur laiteuse. Fonse était le seul dans toute cette foule à porter un chapeau et il se balançait nerveusement d'un pied sur l'autre en portant tantôt une main tantôt l'autre à son couvre-chef. Clou ne bougeait pas ; ses yeux, voilés d'un regard intérieur, ne voyaient rien.

Billy les rejoignit, accompagné d'Earline portant un flacon d'huile à la main, qu'elle avait très petite et très potelée. Des gouttes de sueur perlaient sur les épaules et le torse de Billy. À chaque pas, ses muscles dorsaux se déployaient comme s'ils avaient été des ailes et qu'il allait s'envoler, mi-homme, mi-chiroptère. Il arborait, à la différence des autres bodybuilders, un visage détendu et souriant. Et si chaque muscle de son corps peu commun n'avait été tendu comme la peau d'un tambour, on aurait pu penser qu'il partait en promenade, tant sa démarche était légère et décontractée. Earline suait autant que les autres concurrents et sa face rougie exprimait une inquiétude si intense qu'elle frisait la terreur. Sa robe légère trempée de sueur se fondait tellement dans les plis de sa chair que, de loin, elle paraissait nue. Mais soit elle ne se rendait pas compte de son aspect, soit elle s'en moquait, tout occupée qu'elle était à éponger et éventer les épaules de Billy du bout de la serviette de toilette qu'elle portait autour du cou. Une attention dont le bénéficiaire ne semblait pas être conscient, même lorsqu'il se tournait vers elle — ce qu'il faisait d'une façon presque compulsive — pour coller sur elle un regard énamouré.

Billy s'arrêta devant le nerveux Alphonse et lui dit :

— Comment ça va, papa ?

— Pas papa, pas encore, fils, dit Alphonse, pas avant que j't'entende dire le « Oui, j'le veux ». Mais ça va. Sûr que ça irait mieux si j'pouvais m'en griller une, mais bon, tant que j'sais que j'ai là un paquet de Camel tout neuf sous mon chapeau, j'pense que j'peux tenir le coup.

Il jeta un regard à Earline.

— Merde, arrête avec cette serviette !

— Pas besoin de crier, p'pa, dit Earline. Moi aussi, j'ai les nerfs, et faut bien que j'trouve à m'occuper.

Billy l'embrassa sur la joue.

— Ça va bien, ma chérie.

Turner, qui venait de jeter un coup d'œil dans la salle, dit :

— Bon dieu, jamais vu une foule comme ça.

— Ouais, comme au foot, dit Moteur en examinant la rougeur qui lui avait poussé au ventre après qu'il se fut aspergé d'Old Spice avec l'espoir d'arrêter la gratouille.

— Ouais, dit Clou sans regarder personne, heureusement que j'ai pu faire le plein de Black Jack avant que tu me parles de c'putain de prejudging.

— Clou, tu aurais pu rester là-bas, dans ton pick-up, et boire ta bouteille, si tu avais voulu.

— Sûrement pas, dit Clou. J'ai promis à Dor... Shereel que j'serais à ses côtés et j'ai l'intention de tenir ma promesse. Mais ça veut pas dire que je regrette pas ma bouteille.

— Et moi, mes Camel, nom de Dieu, dit Fonse.

— Si vous avez envie de boire et de fumer, il faut aller ailleurs, dit Billy, toujours souriant. J'vous ai expliqué comment c'était.

Vrai, la Chauve-Souris leur avait tout expliqué, pendant que les hommes se passaient la bouteille enveloppée dans un sac en papier kraft sous un ciel sans nuage et un soleil sans pitié.

Quand ils étaient arrivés au pick-up, Clou ouvrit la portière et sortit de derrière le siège un sac en papier duquel pointait le goulot d'une bouteille. Il dévissa le bouchon et s'accroupit à l'ombre de la ridelle, imité aussitôt par Fonse et ses deux fils. Les quatre hommes trouvèrent leur place avec une telle absence d'hésitation et s'assirent sur leurs talons à l'ombre du véhicule avec un tel ensemble et un tel naturel qu'on aurait dit qu'ils s'étaient entraînés toute la matinée à le faire. Billy s'appuya à la portière restée ouverte et les observa tranquillement.

— Fils, dit Fonse, levant les yeux vers lui, tu ressembles à un Arabe que j'ai vu à la télé.

— Faut que je protège mon bronzage, dit Billy.

Il portait une casquette à longue visière par-dessus une serviette qui lui couvrait entièrement la tête et le cou et lui masquait la moitié du visage ; il avait boutonné jusqu'en haut sa chemise blanche à manches longues et gardait les mains dans ses poches. Seuls les yeux étaient visibles.

— Il est juste à la bonne couleur et j'voudrais pas le gâcher sous ce soleil, ajouta-t-il.

Mais personne n'écoutait plus Billy Bat, car l'attention des quatre hommes était tournée vers le goulot de la bouteille. Clou la tendit à Fonse.

— Vas-y, dit-il. Bois un coup et tu te sentiras mieux.

— Jamais bu la première gorgée à la bouteille d'un autre homme, dit Fonse. Ça porte la guigne. Mais si tu veux bien la dépuceler, j'prendrais volontiers mon tour après.

— Eh ben, si tu insistes, dit Clou, j'vais me dévouer.

— À ton aise, Clou, dit Fonse.

Clou porta la bouteille à ses lèvres et les autres observèrent sa pomme d'Adam tressauter une, deux, trois fois. Billy se détacha de la portière à laquelle il s'appuyait pour se tenir raide comme un piquet, après que la gorge de Clou eut été secouée d'un quatrième spasme. Clou rabaissa son bras et considéra pensivement le goulot de la bouteille.

— Ça, c'est du whiskey, dit-il lentement et à voix basse, comme s'il confiait un secret.

— Tu veux laisser un vieil homme crever de soif sous ce soleil ou quoi ? dit Fonse.

— Non, m'sieur, j'm'en voudrais de faire ça, dit Clou en lui passant la bouteille.

Fonse essuya presque délicatement le goulot au-devant de sa chemise avant de s'envoyer une bonne lampée et de passer le relais à Moteur, à côté de lui. Personne ne dit un mot jusqu'à ce que la bouteille revînt à Clou, qui but la même quantité que précédemment et à la même vitesse.

Billy resserra la serviette autour de sa gorge et tourna le dos au soleil.

— M'en veux pas, Clou, de dire ça, dit-il, mais tu seras trop soûl pour voir le show pour lequel tu as fait tout ce voyage.

— Si j'étais un homme qui boit pas, j'sais pas si j'aurais grand-chose à dire sur ce qu'un autre homme peut avaler ou pas comme whiskey. Mais puisque tu as fait d'Earline une femme heureuse, j'vais te dire une chose : j'peux boire et être soûl comme trente-six bourriques là, tout de suite, et être droit comme un fil à plomb à huit heures du soir.

Billy s'accroupit comme les autres à l'ombre de la portière.

— À huit heures, il sera trop tard.

— C'est écrit dans le programme que la compétition est à huit heures, dit Turner. Clou a raison.

— Clou a tort, dit Billy. Qui a gagné et qui a perdu, tout ça est réglé dès le prejudging.

— Comment ça ? demanda Clou, écartant de ses lèvres le goulot qu'il s'apprêtait à téter.

— J'ai déjà raconté aux autres comment se passe la compétition, mais je vais te le dire, parce que je sais ce que tu éprouves pour Mlle Shereel.

— Tu sais que dalle de ce que j'éprouve, dit Clou.

— J'en sais plus que tu penses et j'peux au moins t'expliquer comment le Cosmos fonctionne, dit Billy. À condition que tu ralentisses un peu avec cette bouteille, parce que j'prendrai pas la peine de parler à un ivrogne.

Clou passa avec précaution la bouteille à Fonse, regarda un instant devant lui puis tourna la tête vers Billy.

— Tu vas épouser une Turnipseed, aussi il faut que t'apprennes à pas parler comme un con. Va falloir apprendre à parler comme il faut, pour commencer.

— J'viens du même coin que toi, Clou, dit Billy, j'ai toujours parlé comme ça m'plaisait et c'est pas demain la veille que j'vais changer.

— On réglera ça une autre fois, dit Clou.

— On peut en parler quand tu veux, dit Billy.

— J'ai pas dit qu'on parlera, j'ai dit qu'on réglera ça.

— Où tu veux, quand tu veux, dit Billy.

Alphonse, qui avait suivi l'échange avec sa bonne

oreille, flanqua un coup de coude dans les côtes de Clou et éternua un rire avant de se taper sur les genoux des deux mains.

— Merde, y me plaît bien, c'gars.

— On dit qu'ils ont le sang vif, dans le Tennessee, dit Turner.

— C'est possible, dit Clou, prenant la bouteille qui revenait vers lui.

Il avala une petite gorgée.

— Ça va comme ça ? dit-il à Billy.

— Tu peux faire ce que tu veux, Clou. Et si tu veux savoir pour le Cosmos, j'peux te le dire.

Clou sourit. En partie à cause du whiskey, en partie parce qu'il pensait que le gars Billy lui plaisait aussi, qu'il lui plaisait de la même façon qu'il plaisait à Fonse. C'était pas le genre à s'agenouiller. Et s'il s'inclinait, il le faisait debout. Mais c'était facile, de parler. Peut-être qu'un jour ils sauraient ce que Billy avait dans le ventre ; peut-être qu'ils le sauraient jamais. Ça pouvait attendre. Pour l'instant, il voulait tout savoir lui aussi au sujet de ce Cosmos.

— Alors, dis-moi, dit-il à Billy Bat.

— Bon, d'abord, les femmes passent en premier.

— Comme j'le dis des fois, dit Clou, c'est toujours ça de gagné. Y a pas mal de choses qui me plaisent pas dans ce monde mais, alors, devoir me taper le défilé d'une bande de mecs fourrant leur engin dans des collants, ça m'aurait vraiment fait chier.

— Et ça, dit Billy, c'est parce que t'es un ignorant.

— Ouais, dit Clou, tu me l'as déjà sortie, celle-là. On réglera ça aussi plus tard. Dis-moi plutôt ce qui va se passer pour Shereel. Dis-moi tout pendant que je suce cette bouteille. Et dis-le moi que je comprenne.

— Que tu comprennes ? D'accord, répliqua Billy.

Il écarta un peu la serviette de toilette de son visage et, s'accroupissant un peu plus bas sur ses talons, reprit :

— Au début, les femmes entrent en scène toutes ensemble et s'alignent côte à côte. Elles sont détendues. Le juge principal leur dit de se tourner d'un quart à droite et elles tournent d'un quart à droite et restent comme ça pendant un moment. Puis il leur dit de se tourner d'un autre quart. Elles sont maintenant dos aux juges. Et elles sont toujours détendues. Le juge principal continue de leur demander de se tourner jusqu'à ce qu'elles soient de nouveau face à lui. Les juges comparent, vérifient la symétrie, les proportions. Ils jugent de la texture de la peau, voient si elle est épaisse — il faut qu'elle soit fine, que la couche de graisse entre la peau et le muscle soit la plus mince possible —, comment les muscles se démarquent les uns les autres, car il faut qu'ils soient bien définis, que chacun d'entre eux ressorte distinctement.

Le ton de Billy était égal, presque monotone, comme s'il récitait une leçon bien apprise. Et, tandis qu'il parlait, la bouteille circulait lentement entre les quatre hommes. À un moment, Clou se releva pour prendre une seconde bouteille derrière le siège de son pick-up et Fonse fumait Camel sur Camel avec une obsession maniaque, comme s'il était lui-même en compétition, pour le titre du Plus Grand Fumeur.

— Puis les femmes quittent la scène et y reviennent une par une pour le posing libre, qu'elles exécutent sur une musique de leur choix, qui doit durer quatre-vingt-dix secondes pile. Après le posing libre, elles reviennent toutes ensemble et s'alignent dans le fond de la scène. Et les juges les appellent, deux ou trois à la fois, sur le devant de la scène, et leur demandent une certaine figure, qu'on appelle figure imposée, qui fera ressortir certains muscles — abdominaux, quadriceps, deltoïdes ou autres — et donc, quand les juges demandent telle ou telle pose, les femmes la prennent et la tiennent jusqu'à ce qu'on leur en demande une autre. Et les juges continuent de comparer comme ils l'ont fait avant.

« Ils inscrivent leurs notes sur des cartons et, quand c'est fini, le juge principal ramasse les notes, fait la moyenne entre la plus basse et la plus haute. Bien sûr, c'est la plus forte note qui l'emporte. Et c'est ça, le prejudging : la présentation, le posing libre et les figures imposées. Évidemment, les notes sont données et non seulement les gagnantes de chaque catégorie mais aussi la gagnante toutes catégories confondues sont donc sélectionnées.

« Mais les femmes, elles — et c'est pareil pour les hommes —, savent pas qui a gagné et qui a perdu, elles le sauront qu'après le final. Parce que, après le posing libre et les figures imposées, les gagnantes de chaque catégorie retournent sur la scène pour ce qu'on appelle le final. Et c'est une de ces trois femmes qui sera Miss Cosmos. Au final, elles font ce qu'elles veulent et elles montrent ce qu'elles ont de mieux. Une pourra faire une cuisse-mollet parce que c'est son point fort, mais ses adversaires ont le droit de s'interposer entre elle et les juges et de prendre la même pose pour montrer qu'elles ont un mollet et une cuisse encore mieux définis. C'est un vrai combat de chiens et elles se font aucun cadeau. C'est après ça que la gagnante est déclarée.

Clou s'était arrêté de boire et avait sorti la bouteille de son sac en papier. Il examina longuement l'étiquette comme s'il essayait de lire quelque chose qui n'avait pas de sens.

Finalement il demanda :

— Pourquoi elles se battent comme ça pendant le final, si les jeux sont déjà faits ?

— Parce qu'il y a quand même une chance, minime, mais une chance quand même, que l'une d'entre elles se plante et que ça change le classement. C'est ce qu'elles pensent, en tout cas. Moi aussi, j'aborderai le final avec le même état d'esprit. On sait bien que ça sert à pas grand-chose mais ça nous empêche pas d'espérer. Ici, au Cosmos, à ce niveau de la compétition, tout le monde sait que tout se joue au prejudging.

— C'est la chose la plus injuste que j'aie jamais entendue, dit Clou.

— C'est vrai que c'est injuste, approuva Billy, mais si on veut de la justice, il faut mourir et aller au paradis pour ça.

— On est pas obligés d'aller au paradis, dit Clou.

— Normalement, j'devrais pas dire une chose comme ça, mais c'est pas un jour normal, aujourd'hui, dit Fonse en regardant Clou dans les yeux. J'vais donc te demander de pas faire d'histoires.

Moteur, qui avait relevé sa chemise pour se reluquer le bide, dit :

— Autant demander à la merde de pas puer.

— Le diable t'emporte, tâche d'être un peu poli, grogna Fonse.

— Laisse, Fonse, dit Clou. La politesse m'a jamais intéressé.

— Faites pas attention à Moteur, dit Turner, à qui

c'était le tour de boire. Il a pas un poil de bon sens, parce que, pour se raser de la tête aux pieds, faut vraiment avoir une fuite d'huile au carter.

Fonse tendit la bouteille à Clou, mais Clou refusa.

— J'crois que j'vais reboucher cette petite. (Il jeta un coup d'œil à sa montre.) Dans deux heures, Shereel pataugera dans cette merde. (Il désigna la bouteille que tenait toujours Fonse.) Aussi, vaut mieux qu'on tue pas ce soldat tout de suite. On le retrouvera plus tard.

Fonse avait placé sa main en pavillon pour mieux entendre ce que disait Clou.

— Décidément, dit-il, c'est pas un jour normal. T'es sûr que ça va, Clou ?

— On a le restant de nos jours pour se soûler. Vaut mieux qu'on soit nets pour Shereel.

— Ma foi, si c'est toi qui le dis, marmonna Fonse. Je pensais ça moi-même dès le début mais j'voulais pas te laisser aller boire tout seul.

— J'connais pas d'homme qui boive par devoir d'amitié, mais ta fille a besoin de nous. Même si elle a viré salope avec moi et qu'elle s'est assise sur le nom de ta famille.

— Tu peux me répéter, Clou ? demanda Fonse, la main en cornet acoustique.

— Rien, répondit Clou, et il se tourna vers Billy. Tu as parlé d'un juge principal. Pourquoi on l'appelle comme ça ?

— C'est pas parce qu'il a la plus grosse bite, dit Billy, la serviette en tchador.

— Billy, fils, dit Fonse, enlevant sa Camel de sa bouche et l'examinant avec une grande attention tout en parlant, faudra que t'apprennes pas mal de choses pour pas faire honte à ta belle-famille mais, pour le moment, tu pourrais pas parler correctement à Clou ? Tu pourrais me faire ce plaisir ? J'suis trop vieux et ce whiskey est trop bon pour que je subisse des émotions en pleine chaleur comme ça.

— Oui, Fonse, dit Billy. C'est ce soleil qui me brouille les idées. On n'en a pas un comme ça dans le Tennessee. (Il regarda Clou.) Le juge principal appelle les concurrentes, il leur demande les figures imposées, il additionne les notes relevées par les autres juges, au nombre de sept. Mais je l'ai pas dit, ça ? Oui. Il donne des notes et ses notes, normalement, doivent pas compter plus que celles des autres juges.

— Normalement, hein ? dit Clou. Mais en réalité ?

— À vrai dire, j'en sais rien. Ce que je sais, c'est ce que, moi, j'en pense et aussi ce qu'en pensent les autres bodybuilders.

— Et qu'est-ce que tu penses ?

— Le juge principal est le plus expérimenté. Il est le plus connu. Et attends de voir celui de ce soir. On peut pas le rater, l'enfoiré. Gros comme un quartier de bœuf et il est toujours habillé en blanc. Du blanc de la tête aux pieds. (Billy se déplaça légèrement sur ses hanches.) Les juges font leurs commentaires pendant tout le show, avant de donner leurs notes. Or, s'il y en a un sur sept qui est le plus expérimenté, le plus renommé et, comme ce soir, le plus baraqué, qu'est-ce que tu crois qu'il va se passer s'il est pas d'accord avec ce que pensent les autres juges ?

— C'est lui qu'aura le dessus, dit Clou.

— Ouais, c'est ce que j'pense aussi.

— Alors, quoi qu'il arrive, ce sera lui, le responsable ?

— J'irais pas jusqu'à dire ça, dit Billy.

— Moi oui, dit Clou en commençant à revisser lentement le bouchon sur la bouteille.

Fonse le regarda avec tristesse reboucher la bouteille.

— Même pas un coup pour la route ? demanda-t-il.

Clou lui tendit la bouteille.

— Buvez, toi et les garçons, dit-il. Moi, j'attendrai que tout ça soit fini.

Fonse s'empressa de déboucher la bouteille.

— J'ai dans l'idée que la journée va être longue et sobre.

Pendant que Fonse et ses garçons buvaient un dernier coup, Clou dit à Billy :

— Bizarre, tu es là sur le parking avec nous, tu bois pas, tu nous regardes boire, et, pendant ce temps-là, Shereel est enfermée dans sa chambre avec sa haine, comme a dit Russell. C'est comme ça que tu fais d'habitude, traînasser au lieu de serrer les boulons comme elle ?

Billy abaissa sa voilette-éponge pour répondre. Il souriait.

— Normalement, je ferais exactement comme elle, mais comme dit Fonse, c'est pas une journée normale. Normalement, je serrerais les fesses mais, aujourd'hui, j'suis sur un p'tit nuage. Earline a tout changé, tu comprends. J'crois bien qu'elle a sonné la fin de tout ça. J'ai un bout de terrain dans le Tennessee et une part chez un concessionnaire Ford. Je te l'ai pas dit, ça ? Alors, j'vais emmener Earline là-bas et on verra si on peut pas faire des p'tits. Un homme a besoin d'une famille. Est-ce que j'ai tort ou raison ?

Clou ne répondit pas mais Fonse, qui venait de s'envoyer une longue rasade, dit après avoir laissé passer le feu de l'alcool :

— Un homme a besoin d'une famille autant qu'il a besoin d'air. J't'ai déjà accordé la main de ma fille et j'te l'accorde de nouveau. J'ai été un tas de choses mais pas encore grand-p'pa.

Billy se masqua de nouveau avec la serviette et dit d'une voix étouffée par le tissu :

— Je ferai de mon mieux, aujourd'hui. Et de toutes mes forces. C'est comme ça que j'suis. Mais après Earline, la chose a plus de sens pour moi. Elle a changé tout ça plus rapidement qu'il le faut pour le dire. (Pendant qu'il parlait, la bouteille fut rebouchée et rangée dans le pick-up.) Ça y est, vous êtes prêts à retourner là-bas ?

— C'est pas possible d'être dans les coulisses avec Shereel ? demanda Clou.

— Si, bien sûr, dit Billy. Après les suites qu'ils vous ont filées gratuitement, ils vont pas vous refuser ça. Mais, par contre, vous pourrez ni boire ni fumer là-bas.

— Ça ira, dit Clou.

— Si p'pa peut pas fumer, dit Moteur, il risque de mordre comme un chien.

— Fonse tiendra le coup, dit Clou. Tout se passera bien.

Mais à présent, dans les coulisses, avec Shereel qui allait apparaître d'une minute à l'autre, avec Fonse qui tripotait nerveusement le rebord de son feutre, avec le whiskey qui fuyait leurs veines et appelait à un autre verre, Clou était beaucoup moins sûr de lui. Quelque chose lui disait que plus jamais il ne se sentirait bien. Et ce qu'il éprouvait en ce moment même lui rappelait ce qu'il avait éprouvé en montant dans l'avion qui le ramenait du Viêt-nam.

Le silence se fit soudain dans les coulisses et Clou

vit tous les regards se porter derrière lui. Il se retourna. Shereel venait d'arriver. Elle portait un peignoir de soie blanche immaculé et Russell lui donnait le bras. Les yeux de Clou rencontrèrent les siens, mais son visage ne manifesta pas le moindre signe de reconnaissance ni l'ébauche d'un sourire, rien qu'un calme contenu. Et comme leurs regards se rencontraient, des voix se mirent à scander à l'autre bout du rideau : *Place ! Place ! Enfants, le jour de Marvella est arrivé !* Clou se retourna et vit Starvella, Jabella, Shavella et Vanella — toutes quatre portant des collants d'un rouge fluo qui les moulaient des chevilles jusqu'au cou — flanquer deux par deux leur sœur Marvella, uniquement vêtue de son bikini de posing, du même rouge fluorescent. De fines gouttes de sueur se mêlaient à l'huile qui vernissait l'ébène brillante de son corps. Et Clou pensa : putain, elle est pas seulement impressionnante, elle fout carrément les jetons.

CHAPITRE 19

À travers les coulisses, Shereel et Marvella se regardèrent et se sourirent — Marvella, barre de dents blanches et gencives roses — et, les yeux dans les yeux, s'observèrent tranquillement. Les sœurs de Marvella chantaient à l'unisson mais leur chant parvenait assourdi à Shereel. Elle n'en comprenait pas les paroles. Elle savait seulement que Marvella était là et que l'heure était venue. Sauf accident bien improbable, l'une d'elles emporterait le titre et l'autre prendrait la sortie. Se retrouver à la deuxième place du Cosmos était pire que de ne pas avoir participé.

Shereel dégagea délibérément son épaule de la main protectrice de Russell. Il serait à ses côtés et lui parlerait. Elle ne pouvait rien changer à cela. Mais il n'était plus maître des événements. Il pouvait la forcer à porter un peignoir de soie blanche, et Wallace pouvait forcer Marvella à faire son entrée, flanquée du chœur de ses quatre géantes de sœurs ; pour le reste du chemin, elle et Marvella seraient aussi seules que le jour où la première pelletée de terre crépiterait sur leurs cercueils.

Comme à un signal, il y eut une soudaine agitation

et un brouhaha de voix auquel se mêla le claquement des fontes que les compétiteurs se remettaient à manier de plus belle. Shereel perçut cependant le poids des regards autour d'elle, quand elle porta la main au bouton du haut de son peignoir.

— Ça va ?

La voix de Clou. Shereel se retourna pour le regarder.

— Je te dirai plus tard comment je vais, dit-elle.

— Je t'ai dit que j't'aiderais, et j'suis là.

— Tu veux m'aider ?

— Oui.

— Alors reste pas dans mes jambes et laisse-moi travailler.

— Travaille, donc.

Clou se retira.

— T'as superbement manœuvré, dit à voix basse Russell, à côté d'elle. Exactement ce qu'il fallait dire.

Elle sourit de nouveau. Pas pour ce que venait de lui dire Russell mais parce que c'était là qu'elle avait envie d'être. Pour tout l'or du monde elle n'aurait changé sa place.

— Oui, mais toi aussi, reste pas dans mes jambes et laisse-moi travailler.

— Je suis avec toi, dit-il tout bas. Si tu as besoin de moi, tu demandes. Sinon, c'est à toi de jouer, maintenant.

Et, d'une voix trop forte, de s'écrier soudain :

— MONTRE-LEUR, CHAMPIONNE ! MONTRE-LEUR UN PEU COMMENT TU ES !

Les doigts de Shereel coururent le long des boutons et la robe glissa de ses épaules pour faire un tas soyeux à ses pieds.

On entendait ici un ricanement, là un gémissement. Marvella, couchée sur le dos, exécutait une série de rapides développés-couchés avec une barre de quarante kilos, soufflant bruyamment par le nez à chaque fois qu'elle arrivait en fin de mouvement. Ses sœurs, de chaque côté du banc, inspiraient et soufflaient avec elle.

Shereel s'était déjà échauffée dans sa chambre et Russell lui avait appliqué un mince film d'huile sur le corps. Elle alla au râtelier de squat. Elle se glissait sous la barre, en sentait le froid métallique sur ses épaules, quand un déclic se produisit en elle, un déclic qu'elle connaissait bien et qui avait toujours résonné comme un verrou l'enfermant en elle-même, la retranchant du monde.

Elle équilibra sur ses épaules la barre que Russell avait chargée à cinquante kilos. Elle s'écarta d'un pas du râtelier et, lentement, fléchit sur les jambes, descendit jusqu'à ce que ses poignets fussent au niveau de ses genoux. Elle remonta tout aussi lentement, concentrée sur ses jambes dont les quadriceps saillaient, et redescendit plus souplement cette fois, abrégea le temps d'arrêt et se releva sans forcer, laissant tout son corps participer à l'effort. Alors seulement elle accéléra en maintenant sa concentration et, dans l'entrelacs des veines, les muscles commencèrent à prendre la masse et la définition et les stries qui étaient exigés d'eux.

La sueur vint se mêler à l'huile sur son corps. Elle entendit la voix de son père, comprit ce qu'il disait mais l'ignora, parce que rien ne pouvait la toucher, là où elle était.

— Elle est plus la même, disait Alphonse. C'est la première fois que j'la vois sans ce peignoir et j'la reconnais pas.

— Tu as vu Billy ? demanda Clou.

— Ouais, j'l'ai vu. Mais c'est pas de Billy que je parle.

— C'est ça, leur truc, Fonse.

— Qu'est-ce qui lui est arrivé ?

— Rien, Fonse, c'est pas un accident, c'est elle qui s'est fait ça à elle-même. Elle est devenue quelqu'un d'autre.

Shereel reposa la barre sur le râtelier, souffla deux ou trois fois et prit place sur un banc devant lequel Russell l'attendait avec un haltère de dix kilos dans chaque main pour une série d'écartés-inclinés. Comme elle s'installait sur le dos, elle vit Clou, Fonse et ses fils la regarder sans broncher. Fonse tenait son chapeau à deux mains. Clou avait son couteau sorti mais pas ouvert. Turner était bouche bée. Moteur regardait droit devant lui tout en poursuivant d'une main l'exploration de son ventre glabre. Shereel se concentra sur ses pectoraux en écartant et ramenant les bras. Les yeux mi-clos, elle pouvait voir ses muscles se diviser et se contracter de chaque côté du sternum. Elle aimait cette sensation. Elle n'en connaissait pas de meilleure, même. Quand une légère douleur se manifesta sous ses seins, son plaisir s'accrut. Ça y était. C'était le jour où jamais. Il lui sembla que sa sueur était plus abondante que d'habitude, que son corps était plus chaud. Russell l'effleura de sa serviette. Elle poursuivit sa série.

De nouveau, la voix lointaine de Fonse, suivie de celle de Clou et de Moteur :

— J'sais pas trop si ça m'plaît.

— J'sais pas trop si ça compte que ça te plaise ou pas.

— Plaire ou pas plaire, ç'a rien à voir. Un peu

comme mes poils, tenez. Une fois qu'ils sont rasés, y en a plus. Et j'les ai regrettés quand ils sont partis. Maintenant, j'aimerais qu'ils repoussent vite, nom de dieu.

— Jure pas comme ça au milieu de ces étrangers nom de dieu.

— J'me suis oublié, p'pa.

Shereel était maintenant debout, travaillant ses épaules à la barre, concentrée sur le travail imposé à ses trapèzes et ses deltoïdes.

La voix de Russell lui parvint doucement de quelque part derrière elle.

— Il faudrait pas que vous tardiez si vous voulez avoir des places assises, disait-il aux Turnipseed.

— Turner, va voir si m'ma et ta sœur ont des places.

— Je viens de regarder, répondit Turner. Il reste quelques sièges au premier rang.

— Earnestine a dit que ça servait à rien d'être assis quand on avait pas trop envie de voir un spectacle. Merde, j'lui donne pas tort. J'ai pas envie de voir ma p'tite au milieu de ce cirque.

J'ai les meilleurs abdominaux du monde, pensait Shereel, se redressant sèchement à la force du ventre et des reins, à peine son dos frôlait-il le banc. Elle continua jusqu'à sentir une brûlure au niveau de l'estomac, jusqu'à ce que la sensation de brûlure s'amplifie.

— Laisse-moi te sécher et te remettre de l'huile, dit Russell. C'est l'heure.

— J'sais pas trop moi non plus si j'ai envie de voir ça, dit Clou. Shereel !

Elle le regarda. Il avait ce sourire étrange qu'il avait ramené du Viêt-nam.

— Nique-les ! dit-il, et il tourna les talons.

Les mains de Russell étaient calmes et douces sur son corps et sa voix avait cette intonation confiante et sereine qui lui venait toujours dans les dernières minutes précédant une compétition.

— Tu as payé pour en arriver là. Ramasse ce qui te revient et rentre chez toi.

On appelait les concurrents au haut-parleur. Les femmes savaient quoi faire ; c'étaient toutes des pros, avec derrière elles des années de shows et de concours. Shereel alla rejoindre les poids moyens. Elle plongea au sein d'une rumeur hostile et menaçante et banda toute sa volonté pour empêcher les sons de se transformer en mots. Les femmes continuaient de s'apostropher, même une fois sur le podium. Sous les feux des projecteurs, les cris et les applaudissements, telle fille au sourire de star était capable de lâcher en remuant à peine les lèvres : « Alors, Tiffany, à force de se vautrer dans le foutre, on a perdu ses guibolles ? » Et Tiffany de renvoyer aussi sec : « Mais regarde-moi, salope. Regarde-moi et tu crèves. » Mais Shereel faisait la sourde oreille et ne répondait même pas lorsqu'on s'adressait à elle. Russell le lui avait dit. Il fallait se posséder, se contrôler, tout au moins en avoir l'illusion. Croire, c'était déjà détenir la vérité. Shereel ignorait ce que Wallace avait pu dire à Marvella, mais celle-ci ne parlait pas non plus. C'était avec son corps que Marvella parlait ; c'était avec son corps qu'elle pouvait vous briser en deux. Elle le savait. Qu'on l'apostrophe, et elle allongeait sous vos yeux une jambe qui n'en finissait plus de beauté, une jambe souple et galbée qui, sous son ordre, explosait soudain en une configuration de muscles si parfaits qu'on les aurait dits coulés dans le bronze. Impressionnant. Incroyable.

Les femmes concouraient par catégories. Pour elles, c'était maintenant quitte ou double. La première place, dans chaque catégorie, rapportait vingt-cinq mille dollars, la deuxième quinze mille, la troisième dix mille. La gagnante du final, Miss Cosmos, ajouterait vingt-cinq mille dollars de plus aux vingt-cinq mille autres. Mais la moitié de cette somme ne suffisait pas à couvrir les frais d'une seule concurrente. Et seule celle qui rentrerait avec le titre serait la vraie gagnante. Tel était du moins l'avis de Shereel qui le tenait de Russell. « La perdante aux chiottes », avait-il coutume de répéter. Et pour une compétition comme le Cosmos, c'était dit crûment mais c'était vrai.

La salle était déjà chaude après le passage des poids légers, puis des poids moyens mais, quand Shereel pénétra sous les projecteurs, les cris et les acclamations déferlèrent sur elle en une vague sonore comme elle n'en avait encore jamais entendu. C'était une clameur presque guerrière, un bouquet de voix disant qu'on l'aimait, et elle en éprouva un regain de force qui lui fit penser qu'elle pourrait isoler n'importe quelle cellule de son corps et la faire saillir dans toute sa singularité.

— Restez détendues, mesdames.

Shereel le vit soudain, le juge principal qui venait de parler au micro, à la longue table du jury située au-dessous d'elle devant l'estrade. Elle le vit avec une singulière acuité ; un Noir énorme, avec un visage rond, le crâne rasé, un cou de taureau posé sur des épaules incroyablement massives, et entièrement vêtu de blanc des pieds à la tête.

— Détendez-vous, dit-il de nouveau d'une voix douce, mélodieuse.

Et quand il leur demanda de se tourner d'un quart à droite, elle eut l'impression que c'était à elle, et à elle seule, que la demande s'adressait.

Elle s'exécuta et, toujours guidée par la voix douce, continua de tourner jusqu'à ce qu'elle fût de nouveau face à lui.

« Joue jamais avec les juges, lui avait toujours dit Russell. Fais ce que tu as à faire sans t'occuper d'eux. Et n'aie pas l'air d'aimer ce que tu fais mais aime ce que tu fais. »

Aussi regardait-elle droit devant elle vers la mer noire du public, exécutant ce que la voix lui demandait. Elle entendait à peine les applaudissements de la foule déchaînée qui n'atteignaient sa conscience que par brèves explosions sonores. Elle savait ce qu'elle devait faire, elle le fit avec une joie sans mélange.

Elle ne s'était jamais sentie aussi prête et détendue qu'au moment où tombèrent les premiers accords de « Street Fighting Man », ses quatre-vingt-dix secondes de posing libre. Elle prit chaque pose à la note près. Elle était une championne. Elle le savait. Une championne du monde. Une défaillance était impensable. Quand tomba le dernier accord, elle se figea dans sa pose et tint le mouvement, statue provoquant un tonnerre d'applaudissements qui vint battre à l'unisson avec son propre cœur. Elle n'était plus qu'un corps, la quintessence du corps.

Elle regagna aussitôt les coulisses. Russell l'attendait avec une serviette. L'épongeant, la huilant de nouveau, il lui parlait mais elle n'écoutait pas. Elle lui souriait comme à un simple d'esprit. De fait, ce qu'il lui disait n'avait pas plus de sens pour elle que s'il avait babillé comme un enfant attardé. Elle attendait qu'on l'appelle de nouveau pour les figures imposées. C'était maintenant qu'elle allait être confrontée à Marvella, maintenant que le combat de chiens attendu par tout le monde allait commencer. Dans un instant, la voix onctueuse et apaisante du juge principal l'appellerait, Marvella et elle s'affronteraient et les juges décideraient qui était la meilleure, qui était *le* Corps.

À l'appel, elle entra de nouveau en scène. Une fois de plus, du public monta une clameur qui rappela à Shereel le brouhaha des voix et les claquements des fontes du gymnase. Et ce bruit, c'était à elle qu'il s'adressait. Elle s'aligna avec les autres, noya son regard dans la pénombre de la salle et attendit qu'on appelât son nom.

Des femmes, par deux, trois, parfois quatre, allaient sur le devant de la scène à l'appel de leurs numéros et prenaient les poses que les juges leur demandaient. Shereel ne regarda pas. Elle continua de regarder dans le vide. Puis son numéro, prononcé par le juge principal.

— Soixante-dix-sept, s'il vous plaît.

Shereel s'avança jusqu'au bord de l'estrade, là où les ténèbres commençaient. Elle souriait, détendue. Elle ne connaissait pas le numéro de Marvella. Elle n'avait pas voulu le connaître.

— Et vingt et un, s'il vous plaît.

Shereel ne vit pas Marvella venir se placer à côté d'elle. Mais elle sentit sa présence. Et maintenant qu'elles étaient toutes les deux en scène, le public se déchaînait. Des gens hurlaient « Shereel ! », la suppliaient de gagner. D'autres beuglaient « Marvella ! », lui adressaient la même prière. Shereel avait l'impression d'être au bord d'un abîme. C'était l'épreuve ultime. Après ça, le concours serait terminé. Il y aurait un après-midi et une soirée éprouvants avant le final et l'annonce des résultats définitifs. Mais ce n'était pas le final qui compterait ; la partie, la seule qui comptât, se jouait à l'instant.

— Double-biceps-dos, s'il vous plaît.

Shereel se tourna pour exposer son dos aux juges et au public et se trouva face à face avec Marvella, qui se tenait le plus près possible d'elle pour faire valoir sa plus grande taille. La Noire avait beau lui faire le coup à chaque fois, Shereel en éprouvait toujours une certaine stupeur. C'était toujours le même choc devant cette beauté brutale et disproportionnée. Quand Marvella la serrait de près au point de la toucher, inévitablement Shereel avait l'impression d'être encerclée. Marvella, les gencives roses, les dents blanches, la regarda du haut de son mètre quatre-vingt-cinq. Shereel eut l'impression que le temps s'étirait à l'infini avant qu'elle boucle sa volte et revienne face au public. Mais elle était en pleine possession d'elle-même et, ajoutant à son double-biceps une légère flexion des chevilles, fit ressortir ses mollets, taillés comme des diamants.

Dès cette première pose, elle s'abandonna et ne fit qu'un avec son corps. Elle écoutait la voix mélodieuse du juge et ses figures suivaient l'une après l'autre, comme les mouvements fluides d'une danse. Et mue par son propre rythme, elle éprouva un sentiment de victoire et eut la certitude qu'il n'y avait pas une autre femme au monde qui pût la battre sur cette scène-là, sous ces lumières-là.

Et puis le juge dit :

— Merci, vous pouvez vous retirer, s'il vous plaît.

La clameur du public les accompagna, tandis qu'elles regagnaient chacune leur catégorie. Le juge eut le plus grand mal à se faire entendre. Ce ne fut qu'au bout d'un moment que Shereel sentit la sueur ruisseler sur son corps et la constriction de ses bronches dans sa cage thoracique. Pourtant, c'était le plus beau moment de sa vie.

Ses yeux se voilèrent de nouveau. Ne pas penser.

Quand, avec la foule des concurrentes, elle quitta la scène sous la mitraille des flashes, des bras énormes la soulevèrent du sol. C'était Russell et elle l'entendit qui gueulait à pleins poumons : « T'as réussi, t'as réussi, t'as réussi ! »

Elle aperçut Clou et, derrière Clou, ses frères et son père. Puis Clou fut sur elle, sa tête penchée près de la sienne.

— Qu'est-ce que tu veux faire, maintenant ? lui demanda-t-il à l'oreille.

— Ma chambre, dit-elle, prise dans la bousculade de la foule excitée. Dans ma chambre, vite !

— Turner, Moteur, appela Clou.

Ses frères s'ouvrirent un rapide chemin à coups d'épaules et de coudes ; Clou suivait en tenant Shereel par les épaules. Fonse, déjà la cigarette au bec, fermait la marche, laissant derrière lui un sillage de fumée et quelques tibias endoloris par les bouts ferrés de ses grolles de travail. Arrivés devant l'ascenseur, Moteur et Turner en vidèrent tous ceux qui étaient dedans et le silence dans l'appareil se fit aquatique. Ce fut à ce moment seulement qu'elle vit Russell. Il les avait suivis et il n'avait pas l'air heureux. Son père écrasa son mégot sur la pancarte proclamant qu'il était interdit de fumer et que toute contravention à la loi serait punie d'une amende de cinq cents dollars et rien de moins que six mois de prison. Il avait perdu son chapeau.

— J'ai perdu mon chapeau.

Clou, qui serrait Shereel contre lui, ne répondit pas.

— C'est pas des choses à faire, dit Russell. Il fallait rester en bas. Nous...

Dans la main de Clou, l'éclair bleu d'une lame, et sa voix, couvrant le ronronnement de l'appareil.

— On la boucle.

Ils firent le reste du parcours en silence, leurs yeux fixés sur l'acier brillant à la main de Clou. Même Fonse regardait.

Quand l'ascenseur s'arrêta, ils suivirent Clou, son bras toujours passé autour de Shereel.

Une fois dans sa chambre, Clou demanda :

— Alors, comment tu veux que ça se joue ? Tu veux qu'on sorte ?

— Attends une minute.

Elle souriait de nouveau depuis qu'elle avait quitté la scène.

— On devrait être en bas pour fêter ça, répondre aux journalistes, prendre des photos, dit Russell.

— Je fêterai ça quand j'aurai quelque chose à fêter, dit Shereel.

— C'est comme si c'était fait, dit Russell. L'argent est déjà dans la banque.

— Il y sera quand les juges auront parlé, dit-elle. Et on a le temps pour les interviews et les photos. J'ai...

— Depuis quand tu..., l'interrompit Russell.

— Laisse-la finir, avant de parler, dit Clou.

— J'ai rêvé de cet instant des millions de fois, dit-elle. Et je sais ce que je veux. Je veux être tranquille, je veux être seule. (Elle regarda Russell.) Fais-moi monter du jus d'orange, parce que je voudrais pas avoir des crampes d'estomac ce soir, et un bol de riz. Viens me chercher une heure avant le final.

— La porte est derrière toi, Muscle, dit Clou. La claque pas. Fonse, attends-moi dans le couloir. J'en ai pas pour longtemps.

— Ce qui est valable pour les autres vaut aussi pour toi, Clou.

— J'ai quelque chose à te dire.

— J'ai pas envie de parler et pas envie non plus d'entendre quoi que ce soit.

Clou répéta doucement en fermant la porte derrière Fonse :

— J'ai quelque chose à te dire.

— Quoi ?

— Je veux t'aider.

— Clou, est-ce que tu crois que je voudrais gagner une compétition à la pointe de ton couteau ? Crois-tu que je pourrais me satisfaire de ça ?

— Non, dit-il. Mais si tu veux quelque chose, tu le dis et tu l'as.

— Tu me promets de m'obéir, si je te demande quelque chose ? Peu importe quoi ?

— Oui.

— Bien, et maintenant, laisse-moi. Mais si, plus tard, je te demande quelque chose, tu le feras ?

— C'est comme si c'était fait.

Et il s'en fut, refermant sans bruit la porte derrière lui.

Shereel prit dans l'armoire un bikini de posing et un peignoir propres pour le show nocturne et elle sortait de la douche quand on frappa à la porte. Un chasseur lui apportait du jus d'orange et un bol de riz. Il ne voulut pas qu'elle le payât ni qu'elle lui donnât un pourboire. Il était jeune et beau avec de longs cils ombrageant des yeux marron.

— Vous étiez très belle, aujourd'hui, dit-il. Bonne chance pour la suite.

— Merci, dit-elle.

Il lui dit quelque chose en espagnol d'une voix chaude et disparut.

Elle s'assit au bord du lit et but un demi-verre de jus d'orange, plus par besoin de potassium que par soif. Elle reposa le verre et suça un glaçon. Avec délice. Elle avait l'estomac brouillé et une vague envie de vomir depuis qu'elle était sortie de scène. Les nerfs. Cependant, tout était fini.

Elle s'allongea sur le lit avec une sensation de fragilité. Impression d'être de verre. Elle ferma les yeux, sourit à la pensée qu'une championne du monde de bodybuilding pût être cassable comme du verre. Mais même sourire était un effort.

Ce qui l'effrayait le plus, c'était de ne pas avoir de choix. Tout son avenir, le reste de ses jours, dépendait de cette compétition. Cette pensée n'était pas nouvelle ; elle lui était déjà venue maintes fois, et maintes fois elle l'avait chassée. À présent, il était difficile de se voiler la face et l'enjeu la faisait frissonner.

Si elle remportait le titre, alors peut-être pourrait-elle faire quelque chose avec Clou. Mais seulement si elle était Shereel Dupont, Miss Cosmos. Elle aimait Clou depuis qu'elle était en âge d'aimer, mais elle ne serait jamais sa Dorothy Turnipseed, dactylo de Waycross, Géorgie. Clou ne ferait qu'une bouchée d'une Turnipseed. Mais une Shereel Dupont lui resterait en travers de la gorge. Il serait bien forcé de reconnaître une Miss Cosmos dont le nom ornerait les salles de musculation, les marques de produits de santé et de vêtements. Il était facile à Shereel de voir son nom écrit dans le ciel.

De l'autre côté, il y avait le revers du triomphe et ça, elle ne pouvait le concevoir. C'était un abîme de noirceur s'ouvrant devant elle, comme le puits obscur d'où montaient les cris de la foule tout à l'heure. Derrière ses paupières closes, elle tentait de s'arracher à ce gouffre, ce lieu qu'elle ne voulait même pas imaginer. Mais elle avait beau faire, la noirceur l'enveloppait et elle dut se contraindre à respirer calmement et profondément.

Elle comprit qu'elle s'était endormie en entendant la clé dans la serrure. Elle referma les pans de son peignoir sur elle. À quoi pensait-elle quand le sommeil l'avait emportée ? se demanda-t-elle.

— Je suis venu te réveiller plus tôt que prévu, dit un Russell nerveux et irrité. Tous les journalistes et les photographes demandent après toi.

Il avait perdu son sang-froid et, sûrement, il en était conscient. Dommage pour lui.

— Ils auront tout le temps de me poser leurs questions quand je serai officiellement Miss Cosmos.

Elle ramassa son bikini de posing.

— Mets-moi la musique à fond pendant que je prends ma douche.

Le regard de Russell alla du magnétophone à Shereel.

— C'est pas le moment...

— C'est pas le moment de me dire que c'est pas le moment. Fais ce que j'te dis !

Elle entra dans la salle de bains, ôta son peignoir, fit couler de l'eau très chaude et se glissa sous la douche au moment où les premières mesures de « Street Fighting Man » tombaient. Les yeux fermés, parfaitement immobile, elle se laissa imprégner par les figures qu'elle avait tant de fois répétées.

Elle sortit de la salle de bains vêtue de son bikini et alla se planter devant le grand miroir où elle entreprit de se passer de l'huile sur le corps.

Assis au bord du lit, il l'observait.

— Merde, j'aurais bien aimé me passer de ta famille, dit-il. Quel cauchemar !

— Oui, mais on pouvait pas leur dire de faire demi-tour, n'est-ce pas ?

— Non, mais on peut pas dire non plus que ça ait facilité les choses.

— Des conneries.

— Comment ça, des conneries ? Tu les as pas vus, toi. J'ai cru qu'Earline allait exploser quand la Chauve-Souris est entrée en scène. Fallait voir ça. S'il y avait pas eu ta mère pour l'en empêcher, elle serait montée sur l'estrade et j'te dis pas le bordel qu'elle aurait foutu. Encore heureux que ta mère et ton père aient été occupés par l'hystérie de leur fille, sinon ils seraient montés ici te tenir compagnie. Et tes frères aussi se sont excités comme des boucs sur Billy Bat — surtout Moteur, celui qui s'est rasé le pelage — et ces deux bêtes ont commencé à se donner des coups de tête. Bon Dieu de merde, j'avais encore jamais vu ça, des types se filant des coups de boule en bavant comme des chiens.

— T'as qu'à venir à Waycross, dit Shereel, et tu verras comment les jeunes hommes en rut manifestent leur enthousiasme.

— En rut ? C'est ça que tu dis ? En rut, hein, comme les animaux ?

— T'as entendu.

— J'préfère pas insister.

— Tant mieux.

Russell renifla avec mépris et, se levant, s'approcha de la fenêtre.

— Je te trouve la langue bien pendue, dis donc.

— C'est pas bien ?

Sans quitter des yeux l'image musculeuse que lui renvoyait le miroir, elle lui tendit le flacon pour qu'il lui passe de l'huile dans le dos ; il vint docilement et commença de la masser.

— Pour quelqu'un qui est en train de conquérir le monde, je te trouve pas très joyeuse, dit-il.

— J'ai encore rien gagné. Et j'ai le restant de mes jours pour être joice, comme dirait Clou.

— En voilà un autre qui m'inquiète.

— On peut s'inquiéter de Clou. C'est en tout cas une preuve de bon sens.

— Je me demande pourquoi j'te parle.

— Je me posais la même question.

Il resta silencieux pendant un moment, s'appliquant à lui passer de l'huile derrière les cuisses et sur les mollets, puis :

— Fonse a dit que Clou était allé boire du whiskey dans son pick-up sur le parking. Il doit faire du quarante-cinq degrés à l'ombre, dehors. S'il a envie de boire un coup, pourquoi il va pas au bar, comme tout le monde ?

— Clou aime pas les bars et il fait rien comme tout le monde.

— Y a pas grand-chose ni grand monde qu'il aime, non ?

— C'est à lui qu'il faut poser la question.

— J'ai aucune envie de lui adresser la parole.

— Ça me paraît très sensé, ça aussi, de pas parler à Clou.

Il se recula d'un pas et la regarda dans le miroir.

— Tu es prête à descendre et à terminer le travail ?

— Oui.

Il la prit par l'épaule et la força à se retourner vers lui.

— Bon, on est peut-être pas d'accord sur tout, dit-il, mais ce que je te demande maintenant, c'est d'agir, de marcher comme la championne, de te dire que tu es la championne. Je ferai de mon côté tout ce que j'peux. Si tu veux quelque chose, t'as qu'à demander.

— Je veux personne dans mes jambes avant que tout soit fini.

— D'accord, pas de problème.

Mais des problèmes, il y en avait. D'abord, Clou était de retour, les traits rougis, les mâchoires serrées, et toute la famille Turnipseed était là aussi. Fonse avait la Camel au bec, mais non allumée, et il n'arrêtait pas de le faire remarquer à tous ceux et celles qui, passant par là, le priaient de ne pas fumer.

— Le prochain qui te dit quelque chose au sujet de cette Camel, Fonse, fous-lui ton poing dans la gueule et laisse-moi l'achever, dit tranquillement Clou.

Shereel, qui observait Clou, réprima un frisson. Ce n'était pas ce qu'il venait de dire à Fonse mais cette voix calme, détachée, folle qui la fit s'écarter de Russell et dire tout bas à Clou :

— Tu vas pas tout démolir, maintenant.

— Non, j'vais rien démolir.

— Ah, si tu avais vu Billy ! s'écria Earline, bondissante d'enthousiasme. Comment tu as pu rester dans ta chambre pendant ce temps-là ?

— C'est comme ça que je dois faire, dit Shereel. Tu te sens bien ?

— Si je me sens bien ? Ha, ha, si je me sens bien ! Billy est allé...

Earnestine poussa gentiment Earline de côté pour se rapprocher de Shereel et la regarder de plus près.

— Ma chérie, je t'aurais jamais reconnue si j'avais pas su que c'était toi, sur la scène. J'ai... j'ai jamais rien vu de pareil.

— Merci, m'ma. Mais il faut que je me prépare.

Elle gagna le banc de squat, se glissa sous la barre et se livra à la même série de répétitions que précédemment, mais à un rythme moins soutenu. Le final n'était qu'un spectacle destiné au public payant. Les juges avaient déjà fait leur choix. Shereel se contenta donc de s'échauffer et de s'arrêter quand elle sentit que ses muscles avaient eu leur ration de sang.

À l'autre bout des coulisses, Marvella aussi travaillait, mais les quatre sœurs, vêtues de collants violets, demeuraient étrangement silencieuses et calmes, se contentant de regarder leur aînée souffler et suer. Wallace, adossé au mur, contemplait le sol à ses pieds. C'était en fait la première fois que Shereel le voyait, bien qu'il eût été présent lors de l'échauffement précédant le prejudging. Il leva soudain les yeux, et Shereel lui trouva l'air grave et solennel, un air d'enterrement pour ainsi dire. Ma foi, c'était l'heure de vérité pour tous, aussi bien pour ceux qui avaient une chance de l'emporter que pour ceux qui n'en avaient pas.

On appela la catégorie des poids légers pour leur posing libre d'une minute et demie. Shereel ne leur accorda pas un seul regard. Elle n'entendit pas l'appel des poids moyens mais Russell la toucha avec la serviette et lui dit doucement :

— À toi, championne.

Il lui était difficile d'entendre la musique par-dessus le brouhaha du public, mais chacun de ses enchaînements déclencha un tonnerre d'applaudissements et, quand ce fut terminé, elle se sentit libérée, totalement confiante, certaine d'avoir bien fait. En quittant la scène, elle se tourna vers la salle et leva bien haut les poings, soulevant une clameur admirative.

— Tu as été... tout simplement parfaite, dit Russell, obligé de hurler pour se faire entendre.

Elle alla se réfugier dans un coin des coulisses et Russell dut se pencher vers elle pour entendre ce qu'elle lui disait :

— Personne dans mes jambes avant le final.

Russell acquiesça d'un signe de tête.

Le bruit en coulisses et le bruit de la salle se mélangeaient et n'avaient plus de sens précis pour elle, à présent qu'elle était enfermée en elle-même et se préparait à sa dernière épreuve. Il était possible, disaient certains bodybuilders, de renverser la situation lors du final et de faire revenir les juges sur leurs décisions antérieures. Mais Shereel ne le croyait pas : comment pouvait-on regagner dans ce qui n'était qu'un spectacle en nocturne ce qu'on avait perdu plus tôt au prejudging ? Russell non plus n'y croyait pas.

Mais il lui disait toujours : « Ça veut pas dire qu'on peut négliger le final. Quand on part à la conquête du monde, on donne tout ce qu'on a jusqu'au bout, jusqu'à la dernière seconde. On prend pas de risques. »

Et des risques, elle n'en prendrait pas. Jamais. Elle ferma les yeux et pressa ses tempes du bout de ses doigts. Plus qu'un pas à faire, et ce serait fini. Terminé. Une fois pour toutes. Elle ne bougea pas et s'efforça de se calmer.

Elle entendit le nom de la gagnante dans la catégorie poids légers et le cri de triomphe que l'élue poussa. Puis elle sentit de nouveau Russell la toucher de la serviette.

— Je sais, dit-elle sans se retourner.

Quand elle entendit son nom, gagnante de la catégorie des poids moyens, elle pensa, « Ça y est », et elle tourna les talons et s'en fut sous les projecteurs illuminant la scène, là où la clameur du public venait se briser comme une vague. Elle leva les bras, poings serrés. Elle n'entendit jamais le nom de Marvella, seulement les piétinements des pieds et les cris hystériques de la salle aller crescendo. Puis elle sentit la présence de Marvella à ses côtés.

La minuscule poids léger, ses yeux bleus rapprochés brillant d'une joie électrique, vint se placer devant Marvella et prit la pose du crabe, tous muscles bandés, frémissant et suant, le regard opacifié. Marvella, souriante et détendue, coula un regard amusé à la crabeuse puis avança l'une de ses jambes longues comme un jour sans pain puis, de l'index, désigna son mollet détendu et galbé. Alors, dans une contraction-réflexe aussi vive que l'éclair, le mollet explosa en une configuration comme Shereel n'en avait jamais vu. Et avec ce mollet de diamant noir, Marvella vainquit la championne des poids légers, et même l'humilia. Shereel vit la défaite saper une à une les tensions qui maintenaient bandés les muscles, tandis que Marvella indiquait toujours d'un index vengeur les stries de son mollet à une foule acclamant sans pitié la mise à mort de celle qu'elle venait d'applaudir. La crabeuse frissonna ; sa pose fléchit, Marvella continua de montrer et de sourire.

Shereel, qui n'avait pas bougé, avait peu à peu isolé son mur abdominal, sentant le sang affluer vers son ventre et les barres de muscles se durcir. Les acclamations s'élevèrent, plus intenses, et Marvella finit par comprendre que l'attention du public s'était détournée. Elle vint se placer devant Shereel, mais déjà celle-ci bougeait.

Shereel et Marvella étaient arrivées là où il n'y avait plus de règles, là où elles pouvaient peut-être infléchir l'issue de la compétition, là où les jeux étaient peut-être déjà faits. Quelle que fût la figure choisie par l'une, l'autre s'efforçait de la battre sur son propre terrain. Ainsi Shereel et Marvella dansaient-elles au son d'une musique qu'elles étaient seules à entendre. La championne des poids légers, exclue malgré elle de la lutte, se contentait de figurer en marge du cercle contrôlé par Shereel et Marvella.

Shereel, portée par les acclamations du public, communia avec son propre corps jusqu'à la fin, et la fin survint vite, du moins lui sembla-t-il. En quittant la scène, toute sa confiance l'avait abandonnée, elle était épuisée. Marvella se retira de l'autre côté, où elle fut immédiatement encadrée par ses sœurs et Wallace. La cigarette d'Alphonse n'était toujours pas allumée mais il avait une allumette à la main et se tenait tranquillement entre ses deux fils. Earline était aux côtés de Billy, qui venait de s'échauffer avec les autres concurrents. Le silence régnait maintenant dans les coulisses. Chacun attendait la décision des juges. Clou se rapprocha de Shereel mais il ne regarda pas, ne lui parla pas. Il avait les yeux très rouges. Russell prit le bras de Shereel et elle le laissa faire.

La championne des poids légers fut déclarée troisième et l'annonce ne surprit personne en coulisses et dans la salle. Il y eut quelques applaudissements et le silence retomba. Chacun attendait maintenant le nom de la deuxième place, qui sonnerait la fin de la compétition car alors il n'en resterait qu'une : Miss Cosmos.

Shereel entendit son nom et elle ne bougea pas, se refusant à le croire. Russell lui lâcha le bras et poussa un cri sourd, comme s'il recevait un coup. Marvella hurla de joie et ses sœurs tournèrent autour d'elle en claquant des mains.

Shereel retourna sous les feux de la rampe pour reconnaître sa deuxième place. Ceux qui l'aimaient sifflaient et huaient les juges, mais leurs protestations furent bientôt noyées par les acclamations de ceux qui aimaient Marvella, leur hystérie atteignant le paroxysme.

Cette hystérie fut la dernière chose dont se souvint Shereel jusqu'à ce qu'elle quitte de nouveau la scène. Elle savait qu'elle aurait dû y rester pour les photos et saluer le public et les juges et sourire et même serrer sportivement la main de Marvella, mais elle ne fit rien de cela et se trouva face à Clou qui la regardait de ses yeux injectés de sang, l'expression impassible, attendant ses ordres.

— Oui ? dit-il.

— À la chambre.

Clou passa un bras autour de la taille de Shereel et ils se mirent en marche. Elle aperçut Russell dans un coin, la tête entre les mains, frappé par la défaite et la honte, tandis que Clou, balayant de sa main libre quiconque se trouvait sur son passage, l'entraînait vers la sortie.

Dans l'ascenseur, elle respira un grand coup et, relevant la tête, regarda Clou.

— C'est fini, et perdre n'est pas si dur que ça, dit-elle d'une voix qui lui parut singulièrement étrangère à elle-même. Je vais prendre un bain, me débarrasser de cette huile, et puis m'habiller, fêter ça.

Clou ne dit rien. Ni dans l'ascenseur ni dans le couloir. Ils arrivèrent devant la chambre de Shereel et elle retroussa le bas de son bikini de posing pour y prendre sa clé fixée au tissu par un adhésif.

— Tu avais la clé de ta chambre sur toi, en scène ? s'étonna Clou.

— Viens me chercher dans trois quarts d'heure. Toi. Personne d'autre. Voici la clé.

Il prit la clé, parut l'examiner longuement dans sa main ouverte puis regarda Shereel.

— C'est vraiment ce que tu veux ? demanda-t-il.

— Oui.

— Tu es sûre ?

— Oui, j'en suis sûre.

— D'accord.

Il ouvrit la porte. Elle entra.

— Shereel.

Elle se retourna vers lui.

— T'es une championne. T'as toujours été une championne.

Elle ne répondit pas. Clou la regarda qui refermait doucement la porte devant lui puis, s'écartant d'un pas, il s'adossa au mur et se laissa lentement glisser pour s'accroupir sur les talons. Il jeta un coup d'œil à sa montre et, quand il releva les yeux, il regarda la porte en face de lui et ne bougea plus.

Clou sentit une odeur de cigarette. Fonse était accroupi à côté de lui. Clou ne l'avait pas entendu arriver. Fonse ôta la Camel de sa bouche et la regarda longuement.

— Earnestine est en bas avec Earline, dit-il enfin. Elles voulaient monter avec moi mais j'ai pensé qu'il valait mieux pas. J'leur ai dit de rester avec Billy.

— Oui, c'est mieux comme ça, dit Clou.

Fonse fumait, et ils regardaient la porte en face d'eux.

— J'espère qu'elle va bien, dit Fonse.

— Elle prend un bain.

— Un bain.

— C'est ce qu'elle a dit.

Fonse écrasa le mégot sous sa chaussure et examina pendant longtemps une allumette de cuisine avant d'allumer une autre cigarette.

— J'suppose qu'il vaut mieux pas que je frappe à sa chambre, dit-il.

— Non, il vaut mieux pas, répondit Clou. Pas maintenant.

— C'est ce que j'pensais. Il écrasa soigneusement sa cigarette sur la moquette et fit de petits dessins avec la cendre. Et ce type, Russell, il est pas passé non plus ?

— Non, et j'irai pas le chercher.

— C'est ce que j'pensais, dit Fonse.

— Pourquoi tu redescends pas avec Earnestine et Earline ? Elles ont besoin de toi. Moi, j'attendrai ici.

Fonse se releva et Clou se leva avec lui.

— J'apprécie ton aide, Clou.

— Prends soin d'Earnestine et d'Earline.

— T'inquiète pas, fils.

Quand Fonse fut parti, Clou s'accroupit de nouveau et reprit son attente en jetant de temps à autre un regard à sa montre. Finalement, il se leva et ouvrit la porte avec la clé. Il fit un pas dans la chambre, referma derrière lui avec son pied. Il resta immobile pendant un long moment, écoutant le silence, jusqu'à ce qu'il tourne la tête et aperçoive Shereel par la porte ouverte de la salle de bains. Elle était dans la baignoire et avait la tête vers le mur. L'eau du bain était incroyablement rouge. Il s'approcha, lui souleva un bras. Au moins avait-elle eu le courage de le faire bien. Les incisions — fines et profondes, le travail d'un rasoir — étaient parallèles et prenaient toute la largeur du poignet. Il reposa le bras dans l'eau et resta un long moment à la regarder. La dernière option. Celle dont chacun dispose.

Une fois, au Viêt-nam, ils avaient recueilli en hélicoptère un commandant de section rescapé d'une embuscade. Tous ses hommes y étaient passés, sauf lui. Le sang dont il était couvert n'était pas le sien mais celui de ses camarades. Il avait les yeux brillants et le visage calme, comme celui de Shereel quand elle avait refermé la porte de la chambre. Il avait sorti son colt. 45 de son étui et il s'était tiré une balle dans la bouche, alors que l'appareil s'élevait au-dessus de la jungle. Clou n'aurait pas prévenu son geste même s'il l'avait pu. L'homme avait perdu tous ses hommes, avait perdu tout ce qui faisait de lui un officier, et la dernière solution était la seule qu'il lui restât.

Clou sortit Shereel de l'eau et la porta dans la

chambre pour l'allonger sur le lit et la recouvrir du drap. Puis il referma la porte à clé et passa d'abord dans sa chambre avant de descendre à la réception. Il y avait du monde et Julian ne le vit que lorsque Clou se tint devant lui en lui tendant la clé.

— Appelle un médecin, dit-il à voix basse. Et dis-leur de prendre une civière avec eux. Compris ?

Julian, très pâle, la clé serrée dans sa main, murmura :

— Oui, monsieur.

— Fais ce que j'te dis et déconne pas.

— Non, monsieur.

Clou sourit, et son sourire fit frissonner Julian d'une horreur exquise.

— Tu serais pas un mauvais cheval, Julian, si tu éduquais ton nez.

— Éduquer mon nez ?

— Ouais, apprendre à pas le fourrer là où il faut pas.

— Oh, je vois, monsieur. Je vois.

— Je l'espère, Julian, je l'espère. Y a autre chose que tu peux faire pour moi, et sans discussion, j'te prie. Tu penses que tu peux ?

— Ce que vous voudrez, monsieur. Mais vous ne voulez pas que j'appelle d'abord le médecin ?

— J'suis pas pressé pour ça.

— Mais vous avez parlé d'une civière...

— Pas de discussion, bordel.

— Bien, monsieur.

— Je veux le numéro de la chambre du juge principal.

— Je peux vous la donner mais il est au bar, en ce moment.

— Au bar ?

— Le spectacle est terminé et je l'ai vu qui...
— D'accord.
Comme Clou s'éloignait, Julian lui dit :
— Je suis désolée pour Mlle Dupont.
Clou s'arrêta et se tourna lentement vers Julian.
— Ton nez, Julian. Ton nez.
— Oui, monsieur. Désolé, monsieur.

Clou se rendit au bar et commanda un double Black Jack sec. Il en but deux autres avant de se tourner vers le coin de la salle où le juge principal, tout de blanc vêtu, tenait sa cour devant un aréopage de bodybuilders déférents.

Clou commanda un autre Black Jack. Il n'eut pas à attendre trop longtemps pour que le juge se lève, vide un grand verre de ce qui semblait être du jus d'orange et se dirige vers les toilettes. Clou le suivit sans se presser. Le juge urinait. Clou passa ses mains sous l'eau, les essuya lentement. Quand le juge eut fini, il alla au lavabo voisin de celui de Clou, se lava les mains et, alors qu'il se penchait pour s'asperger le visage, Clou lui colla le canon du 357 contre le cou. Le chien claqua sèchement dans la pièce carrelée quand Clou arma du pouce.

— Redresse-toi, dit-il.

L'homme obéit, roulant de grands yeux à la vue du 357 pressé sous son menton.

— Mon portefeuille est dans ma veste. Poche gauche. J'ai une Rolex à mon poignet. C'est tout ce que j'ai.

Il avait une voix curieusement haut perchée et sa lèvre supérieure était agitée d'un tic.

— C'est pas tout ce que t'as.
— J'ai de la monnaie dans ma poche.

De grosses gouttes de sueur se formaient rapidement sur son front.

— Ferme-la, murmura Clou. Direction la chiotte du fond.

L'homme se laissa porter par le 357 jusqu'à la dernière porte de la rangée de cabinets.

— Au cas où t'aurais jamais vu un plomb de 357, j'te signale que c'est rond et gros comme ton pouce. Fais un geste, et ils retrouveront même pas ta putain de tête.

L'homme cessa de battre des paupières en voyant Clou plonger sa main libre dans la poche de son blouson et en sortir une grenade à fragmentation.

— C'est quoi, ça ? demanda le juge.

— La fin, dit Clou.

Il serra la goupille entre ses dents et tira. Il cracha la goupille en même temps qu'un bout d'ivoire, enfonça la grenade sous la ceinture de l'homme et libéra la cuiller.

— Pourquoi vous faites ça ?

— Parce que ta gueule est là où j'peux la voir. Parce que t'es fringué en blanc.

— J'comprends pas.

— Y a jamais rien à comprendre, dit Clou.

FIN

DU MÊME AUTEUR

Aux Éditions Gallimard

Dans « La Série Noire »

LA FOIRE AUX SERPENTS, *n° 2359.*

LE CHANTEUR DE GOSPEL, *n° 2396.*

Dans « La Noire »

LA MALÉDICTION DU GITAN.

BODY.

CAR.

DES MULES ET DES HOMMES. *Une enfance, un lieu.*

COLLECTION FOLIO

Dernières parutions

2735.	Sempé	*Âmes sœurs.*
2736.	Émile Zola	*Lourdes.*
2737.	Louis-Ferdinand Céline	*Féérie pour une autre fois.*
2738.	Henry de Montherlant	*La Rose de sable.*
2739.	Vivant Denon	*Point de lendemain*, suivi de Jean-François de Bastide : *La Petite Maison.*
2740.	William Styron	*Le choix de Sophie.*
2741.	Emmanuèle Bernheim	*Sa femme.*
2742.	Maryse Condé	*Les derniers rois mages.*
2743.	Gérard Delteil	*Chili con carne.*
2744.	Édouard Glissant	*Tout-monde.*
2745.	Bernard Lamarche-Vadel	*Vétérinaires.*
2746.	J. M. G. Le Clézio	*Diego et Frida.*
2747.	Jack London	*L'amour de la vie.*
2748.	Bharati Mukherjee	*Jasmine.*
2749.	Jean-Noël Pancrazi	*Le silence des passions.*
2750.	Alina Reyes	*Quand tu aimes, il faut partir.*
2751.	Mika Waltari	*Un inconnu vint à la ferme.*
2752.	Alain Bosquet	*Les solitudes.*
2753.	Jean Daniel	*L'ami anglais.*
2754.	Marguerite Duras	*Écrire.*
2755.	Marguerite Duras	*Outside.*
2756.	Amos Oz	*Mon Michaël.*
2757.	René-Victor Pilhes	*La position de Philidor.*
2758.	Danièle Sallenave	*Les portes de Gubbio.*
2759.	Philippe Sollers	*PARADIS 2.*
2760.	Mustapha Tlili	*La rage aux tripes.*
2761.	Anne Wiazemsky	*Canines.*
2762.	Jules et Edmond de Goncourt	*Manette Salomon.*
2763.	Philippe Beaussant	*Héloïse.*
2764.	Daniel Boulanger	*Les jeux du tour de ville.*
2765.	Didier Daeninckx	*En marge.*

2766.	Sylvie Germain	*Immensités.*
2767.	Witold Gombrowicz	*Journal I (1953-1958).*
2768.	Witold Gombrowicz	*Journal II (1959-1969).*
2769.	Gustaw Herling	*Un monde à part.*
2770.	Hermann Hesse	*Fiançailles.*
2771.	Arto Paasilinna	*Le fils du dieu de l'Orage.*
2772.	Gilbert Sinoué	*La fille du Nil.*
2773.	Charles Williams	*Bye-bye, bayou !.*
2774.	Avraham B. Yehoshua	*Monsieur Mani.*
2775.	Anonyme	*Les Milles et Une Nuits III (conte choisis).*
2776.	Jean-Jacques Rousseau	*Les confessions.*
2777.	Pascal	*Les Pensées.*
2778.	Lesage	*Gil Blas.*
2779.	Victor Hugo	*Les Misérables I.*
2780.	Victor Hugo	*Les Misérables II.*
2781.	Dostoïevski	*Les Démons (Les Possédés).*
2782.	Guy de Maupassant	*Boule de suif et autres nouvelles.*
2783.	Guy de Maupassant	*La Maison Tellier. Une partie de campagne et autres nouvelles.*
2784.	Witold Gombrowicz	*La pornographie.*
2785.	Marcel Aymé	*Le vaurien.*
2786.	Louis-Ferdinand Céline	*Entretiens avec le Professeur Y.*
2787.	Didier Daeninckx	*Le bourreau et son double.*
2788.	Guy Debord	*La Société du Spectacle.*
2789.	William Faulkner	*Les larrons.*
2790.	Élisabeth Gille	*Le crabe sur la banquette arrière.*
2791.	Louis Martin-Chauffier	*L'homme et la bête.*
2792.	Kenzaburô Oé	*Dites-nous comment survivre à notre folie.*
2793.	Jacques Réda	*L'herbe des talus.*
2794.	Roger Vrigny	*Accident de parcours.*
2795.	Blaise Cendrars	*Le Lotissement du ciel.*
2796.	Alexandre Pouchkine	*Eugène Onéguine.*
2797.	Pierre Assouline	*Simenon.*
2798.	Frédéric H. Fajardie	*Bleu de méthylène.*
2799.	Diane de Margerie	*La volière suivi de Duplicités.*
2800.	François Nourissier	*Mauvais genre.*
2801.	Jean d'Ormesson	*La Douane de mer.*

2802.	Amo Oz	*Un juste repos.*
2803.	Philip Roth	*Tromperie.*
2804.	Jean-Paul Sartre	*L'Engrenage.*
2805.	Jean-Paul Sartre	*Les jeux sont faits.*
2806.	Charles Sorel	*Histoire comique de Francion.*
2807.	Chico Buarque	*Embrouille.*
2808.	Ya Ding	*La jeune fille Tong.*
2809.	Hervé Guibert	*Le Paradis.*
2810.	Martin Luis Guzman	*L'ombre du caudillo.*
2811.	Peter Handke	*Essai sur la fatigue.*
2812.	Philippe Labro	*Un début à Paris.*
2813.	Michel Mohrt	*L'ours des Adirondacks.*
2814.	N. Scott Momaday	*La maison de L'aube.*
2815.	Banana Yoshimoto	*Kitchen.*
2816.	Virginia Woolf	*Vers le phare.*
2817.	Honoré de Balzac	*Sarrasine.*
2818.	Alexandre Dumas	*Vingt ans après.*
2819.	Christian Bobin	*L'inespérée.*
2820.	Christian Bobin	*Isabelle Bruges.*
2821.	Louis Calaferte	*C'est la guerre.*
2822.	Louis Calaferte	*Rosa mystica.*
2823.	Jean-Paul Demure	*Découpe sombre.*
2824.	Lawrence Durrell	*L'ombre infinie de César.*
2825.	Mircea Eliade	*Les dix-neuf roses.*
2826.	Roger Grenier	*Le Pierrot noir.*
2827.	David McNeil	*Tous les bars de Zanzibar.*
2828.	René Frégni	*Le voleur d'innocence.*
2829.	Louvet de Couvray	*Les Amours de chevalier de Faublas.*
2830.	James Joyce	*Ulysse.*
2831.	François-Régis Bastide	*L'homme au désir d'amour lointain.*
2832.	Thomas Bernhard	*L'origine.*
2833.	Daniel Boulanger	*Les noces du merle.*
2834.	Michel del Castillo	*Rue des Archives.*
2835.	Pierre Drieu la Rochelle	*Une femme à sa fenêtre.*
2836.	Joseph Kesel	*Dames de Californie.*
2837.	Patrick Mosconi	*La nuit apache.*
2838.	Marguerite Yourcenar	*Conte bleu.*
2839.	Pascal Quignard	*Le sexe et l'effroi.*
2840.	Guy de Maupassant	*L'inutile beauté.*
2841.	Kôbô Abe	*Rendez-vous secret.*

2842. Nicolas Bouvier — *Le poisson-scorpion.*
2843. Patrick Chamoiseau — *Chemin-d'école.*
2844. Patrick Chamoiseau — *Antan d'enfance.*
2845. Philippe Djian — *Assassins.*
2846. Lawrence Durrell — *Le carrousel sicilien.*
2847. Jean-Marie Laclavetine — *Le Rouge et le Blanc.*
2848. D.H. Lawrence — *Kangourou.*
2849. Francine Prose — *Les petits miracles.*
2850. Jean-Jacques Sempé — *Insondables mystères.*
2851. Béatrix Beck — *Accommodements avec le ciel.*
2852. Herman Melville — *Moby Dick.*
2853. Jean-Claude Brisville — *Beaumarchais, l'insolent.*
2854. James Baldwin — *Face à l'homme blanc.*
2855. James Baldwin — *La prochaine fois, le feu.*
2856. W. R. Burnett — *Rien dans les manches.*
2857. Michel Déon — *Un déjeuner de soleil.*
2858. Michel Déon — *Le jeune homme vert.*
2859. Philippe Le Guillou — *Le passage de l'Aulne.*
2860. Claude Brami — *Mon amie d'enfance.*
2861. Serge Brussolo — *La moisson d'hiver.*
2862. René de Ceccatty — *L'accompagnement.*
2863. Jerome Charyn — *Les filles de Maria.*
2864. Paule Constant — *La fille du Gobernator.*
2865. Didier Daeninckx — *Un château en Bohême.*
2866. Christian Giudicelli — *Quartiers d'Italie.*
2867. Isabelle Jarry — *L'archange perdu.*
2868. Marie Nimier — *La caresse.*
2869. Arto Paasilinna — *La forêt des renards pendus.*
2870. Jorge Semprun — *L'écriture ou la vie.*
2871. Tito Topin — *Piano barjo.*
2872. Michel Del Castillo — *Tanguy.*
2873. Huysmans — *En route.*
2874. James M. Cain — *Le bluffeur*
2875. Réjean Ducharme — *Va savoir.*
2876. Matthieu Lindon — *Champion du monde.*
2877. Robert Littell — *Le sphinx de Sibérie.*
2878. Claude Roy — *Les rencontres des jours 1992-1993.*
2879. Danièle Sallenave — *Les trois minutes du diable.*
2880. Philippe Sollers — *La Guerre du Goût.*
2881. Michel Tournier — *Le pied de la lettre.*
2882. Michel Tournier — *Le miroir des idées.*

2883.	Andreï Makine	*La confession d'un porte-drapeau déchu.*
2884.	Andreï Makine	*La fille d'un héros de l'Union Soviétique*
2885.	Andreï Makine	*Au temps du fleuve Amour.*
2886.	John Updike	*La Parfaite Épouse.*
2887.	Defoe	*Robinson Crusoé.*
2888.	Philippe Beaussant	*L'archéologue.*
2889.	Pierre Bergounioux	*Miette.*
2890.	Pierrette Fleutiaux	*Allons-nous être heureux?*
2891.	Remo Forlani	*La déglingue*
2892.	Joe Gores	*Inconnue au bataillon*
2893.	Félicien Marceau	*Les ingénus*
2894.	Ian McEwan	*Les chiens noirs*
2895.	Pierre Michon	*Vies minuscules*
2896.	Susan Minot	*La vie secrète de Lilian Eliot*
2897.	Orhan Pamuk	*Le livre noir*
2898.	William Styron	*Un matin de Virginie*
2899.	Claudine Vegh	*Je ne lui ai pas dit au revoir*
2900.	Robert Walser	*Le brigand*
2901.	Grimm	*Nouveaux contes*
2902.	Chrétien de Troyes	*Lancelot ou le chevalier de la charrette*
2903.	Herman Melville	*Bartleby, le scribe*
2904.	Jerome Charyn	*Isaac le mystérieux*
2905.	Guy Debord	*Commentaires sur la société du spectacle*
2906.	Guy Debord	*Potlatch.*
2907.	Karen Blixen	*Les chevaux fantômes* et autres contes.
2908.	Emmanuel Carrère	*La classe de neige.*
2909.	James Crumley	*Un pour marquer la cadence.*
2910.	Anne Cuneo	*Le trajet d'une rivière.*
2911.	John Dos Passos	*L'initiation d'un homme.*
2912.	Alexandre Jardin	*L'île des Gauchers.*
2913.	Jean Rolin	*Zones.*
2914.	Jorge Semprun	*L'Algarabie.*
2915.	Junichirô Tanizaki	*Le chat, son maître et ses deux maîtresses.*
2916.	Bernard Tirtiaux	*Les sept couleurs du vent.*
2917.	H.G. Wells	*L'île du docteur Moreau.*
2918.	Alphonse Daudet	*Tartarin sur les Alpes.*

2919. Albert Camus — *Discours de Suède.*
2921. Chester Himes — *Regrets sans repentir.*
2922. Paula Jacques — *La descente au paradis.*
2923. Sibylle Lacan — *Un père.*
2924. Kenzaburô Oé — *Une existence tranquille.*
2925. Jean-Noël Pancrazi — *Madame Arnoul.*
2926. Ernest Pépin — *L'Homme-au-Bâton.*
2927. Antoine de St-Exupéry — *Lettres à sa mère.*
2928. Mario Vargas Llosa — *Le poisson dans l'eau.*
2929. Arthur de Gobineau — *Les Pléiades.*
2930. Alex Abella — *Le massacre des saints.*
2932. Thomas Bernhard — *Oui.*
2933. Gérard Macé — *Le dernier des Égyptiens.*
2934. Andreï Makine — *Le testament français.*
2935. N. Scott Momaday — *Le chemin de la montagne de pluie.*
2936. Maurice Rheims — *Les forêts d'argent.*
2937. Philip Roth — *Opération Shylock.*
2938. Philippe Sollers — *Le Cavalier du Louvre. Vivant Denon.*
2939. Giovanni Verga — *Les Malavoglia.*
2941. Christophe Bourdin — *Le fil.*
2942. Guy de Maupassant — *Yvette.*
2943. Simone de Beauvoir — *L'Amérique.*
2944. Victor Hugo — *Choses vues I.*
2945. Victor Hugo — *Choses vues II.*
2946. Carlos Fuentes — *L'oranger.*
2947. Roger Grenier — *Regardez la neige qui tombe.*
2948. Charles Juliet — *Lambeaux.*
2949. J.M.G. Le Clézio — *Voyage à Rodrigues.*
2950. Pierre Magnan — *La Folie Forcalquier.*
2951. Amos Oz — *Toucher l'eau, toucher le vent.*
2952. Jean-Marie Rouart — *Morny, un voluptueux au pouvoir.*
2953. Pierre Salinger — *De mémoire.*
2954. Shi Nai-an — *Au bord de l'eau I.*
2955. Shi Nai-an — *Au bord de l'eau II.*
2956. Marivaux — *La Vie de Marianne.*
2957. Kent Anderson — *Sympathy for the Devil.*
2958. André Malraux — *Espoir – Sierra de Teruel.*
2959. Christian Bobin — *La folle allure.*
2960. Nicolas Bréhal — *Le parfait amour.*

2961.	Serge Brussolo	*Hurlemort.*
2962.	Hervé Guibert	*La piqûre d'amour* et autres textes.
2963.	Ernest Hemingway	*Le chaud et le froid.*
2964.	James Joyce	*Finnegans Wake.*
2965.	Gilbert Sinoué	*Le Livre de saphir.*
2966.	Junichirô Tanizaki	*Quatre sœurs.*
2967.	Jeroen Brouwers	*Rouge décanté.*
2968.	Forrest Carter	*Pleure, Géronimo.*
2971.	Didier Daeninckx	*Métropolice.*
2972.	Franz-Olivier Giesbert	*Le vieil homme et la mort.*
2973.	Jean-Marie Laclavetine	*Demain la veille.*
2974.	J.M.G. Le Clézio	*La quarantaine.*
2975.	Régine Pernoud	*Jeanne d'Arc.*
2976.	Pascal Quignard	*Petits traités I.*
2977.	Pascal Quignard	*Petits traités II.*
2978.	Geneviève Brisac	*Les filles.*
2979.	Stendhal	*Promenades dans Rome.*
2980.	Virgile	*Bucoliques. Géorgiques.*
2981.	Milan Kundera	*La lenteur.*
2982.	Odon Vallet	*L'affaire Oscar Wilde.*
2983.	Marguerite Yourcenar	*Lettres à ses amis et quelques autres.*
2984.	Vassili Axionov	*Une saga moscovite I.*
2985.	Vassili Axionov	*Une saga moscovite II.*
2986.	Jean-Philippe Arrou-Vignod	*Le conseil d'indiscipline.*
2987.	Julian Barnes	*Metroland.*
2988.	Daniel Boulanger	*Caporal supérieur.*
2989.	Pierre Bourgeade	*Éros mécanique.*
2990.	Louis Calaferte	*Satori.*
2991.	Michel Del Castillo	*Mon frère L'Idiot.*
2992.	Jonathan Coe	*Testament à l'anglaise.*
2993.	Marguerite Duras	*Des journées entières dans les arbres.*
2994.	Nathalie Sarraute	*Ici.*
2995.	Isaac Bashevis Singer	*Meshugah.*
2996.	William Faulkner	*Parabole.*
2997.	André Malraux	*Les noyers de l'Altenburg.*
2998.	Collectif	*Théologiens et mystiques au Moyen-Age.*

2999.	Jean-Jacques Rousseau	*Les Confessions (Livres I à IV).*
3000.	Daniel Pennac	*Monsieur Malaussène.*
3001.	Louis Aragon	*Le mentir-vrai.*
3002.	Boileau-Narcejac	*Schuss.*
3003.	LeRoi Jones	*Le peuple du blues.*
3004.	Joseph Kessel	*Vent de sable.*
3005.	Patrick Modiano	*Du plus loin de l'oubli.*
3006.	Daniel Prévost	*Le pont de la Révolte.*
3007.	Pascal Quignard	*Rhétorique spéculative.*
3008.	Pascal Quignard	*La haine de la musique.*
3009.	Laurent de Wilde	*Monk.*
3010.	Paul Clément	*Exit.*
3011.	Léon Tolstoï	*La Mort d'Ivan Ilitch.*
3012.	Pierre Bergounioux	*La mort de Brune.*
3013.	Jean-Denis Bredin	*Encore un peu de temps.*
3014.	Régis Debray	*Contre Venise.*
3015.	Romain Gary	*Charge d'âme.*
3016.	Sylvie Germain	*Éclats de sel.*
3017.	Jean Lacouture	*Une adolescence du siècle : Jacques Rivière et la* NRF.
3018.	Richard Millet	*La gloire des Pythre.*
3019.	Raymond Queneau	*Les derniers jours.*
3020.	Mario Vargas Llosa	*Lituma dans les Andes.*
3021.	Pierre Gascar	*Les femmes.*
3022.	Penelope Lively	*La sœur de Cléopâtre.*
3023.	Alexandre Dumas	*Le Vicomte de Bragelonne I.*
3024.	Alexandre Dumas	*Le Vicomte de Bragelonne II.*
3025.	Alexandre Dumas	*Le Vicomte de Bragelonne III.*
3026.	Claude Lanzmann	*Shoah.*
3027.	Julian Barnes	*Lettres de Londres.*
3028.	Thomas Bernhard	*Des arbres à abattre.*
3029.	Hervé Jaouen	*L'allumeuse d'étoiles.*
3030.	Jean d'Ormesson	*Presque rien sur presque tout.*
3031.	Pierre Pelot	*Sous le vent du monde.*
3032.	Hugo Pratt	*Corto Maltese.*
3033.	Jacques Prévert	*Le crime de Monsieur Lange. Les portes de la nuit*
3034.	René Reouven	*Souvenez-vous de Monte-Cristo.*
3035.	Mary Shelley	*Le dernier homme.*
3036.	Anne Wiazemsky	*Hymnes à l'amour.*
3037.	Rabelais	*Quart livre.*

3038. François Bon — *L'enterrement.*
3039. Albert Cohen — *Belle du Seigneur.*
3040. James Crumley — *Le canard siffleur mexicain.*
3041. Philippe Delerm — *Sundborn ou les jours de lumière.*
3042. Shûzaku Endô — *La fille que j'ai abandonnée.*
3043. Albert French — *Billy.*
3044. Virgil Gheorghiu — *Les Immortels d'Agapia.*
3045. Jean Giono — *Manosque-des-Plateaux* suivi de *Poème de l'olive.*
3046. Philippe Labro — *La traversée.*
3047. Bernard Pingaud — *Adieu Kafka ou l'imitation.*
3048. Walter Scott — *Le Cœur du Mid-Lothian.*
3049. Boileau-Narcejac — *Champ clos.*
3050. Serge Brussolo — *La maison de l'aigle.*
3052. Jean-François Deniau — *L'Atlantique est mon désert.*
3053. Mavis Gallant — *Ciel vert, ciel d'eau.*
3054. Mavis Gallant — *Poisson d'avril.*
3056. Peter Handke — *Bienvenue au conseil d'administration.*
3057. Anonyme — *Josefine Mutzenbacher : Histoire d'une fille de Vienne racontée par elle-même.*
3059. Jacques Sternberg — *188 contes à régler.*
3060. Gérard de Nerval — *Voyage en Orient.*
3061. René de Ceccatty — *Aimer.*
3062. Joseph Kessel — *Le tour du malheur I : La fontaine Médicis. L'affaire Bernan.*
3063. Joseph Kessel — *Le tour du malheur II : Les lauriers roses. L'homme de plâtre.*

Composition Euronumérique.
Impression Société Nouvelle Firmin-Didot
à Mesnil-sur-l'Estrée, le 15 avril 1998.
Dépôt légal : avril 1998.
Numéro d'imprimeur : 42554.

ISBN 2-07-040470-6/Imprimé en France.

85135